DU
TRAITEMENT DES PLAIES

EN GÉNÉRAL

et en particulier

D'UN MODE NOUVEAU DE PANSEMENT ANTISEPTIQUE

PAR LE COALTAR ET LE CHARBON

SUIVI

D'UN APERÇU SUR LA POURRITURE D'HOPITAL ET SON TRAITEMENT

PAR

LE DOCTEUR **LOUIS BEAU** (DE TOULON)

Médecin en chef de la marine
Professeur de clinique et de pathologie chirurgicales à l'École de médecine
navale de Toulon

3^f

PARIS

LIBRAIRIE J.-B. BAILLIÈRE ET FILS

Rue Hautefeuille, 19, près le boulevard Saint-Germain

—

1873

DU

TRAITEMENT DES PLAIES

EN GÉNÉRAL

DU MÊME AUTEUR

NOUVELLE MÉTHODE DE RÉSECTION DES NERFS DE LA FACE. Méthode par extraction. (Publication de *l'Union médicale*, année 1853.)

CONTRIBUTION A LA CHIRURGIE DES FRACTURES DES MEMBRES. Appareils nouveaux. (*Archives de médecine navale*, 1872, et tirage à part, in-8, 124 pages avec figures intercalées dans le texte.)

PARIS. — IMP. SIMON RAÇON ET COMP², RUE D'ERFURTH, 1.

DU

TRAITEMENT DES PLAIES

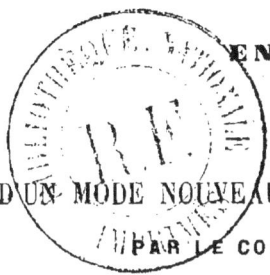

EN GÉNÉRAL

et en particulier

D'UN MODE NOUVEAU DE PANSEMENT ANTISEPTIQUE

PAR LE COALTAR ET LE CHARBON

SUIVI

D'UN APERÇU SUR LA POURRITURE D'HOPITAL ET SON TRAITEMENT

PAR

LE DOCTEUR **LOUIS BEAU** (DE TOULON)

Médecin en chef de la marine
Professeur de clinique et de pathologie chirurgicales à l'École de médecine
navale de Toulon

PARIS

LIBRAIRIE J.-B. BAILLIÈRE ET FILS

Rue Hautefeuille, 19, près le boulevard Saint-Germain

1873

DU TRAITEMENT DES PLAIES EN GÉNÉRAL

ET EN PARTICULIER
D'UN MODE NOUVEAU DE PANSEMENT ANTISEPTIQUE PAR LE COALTAR
ET LE CHARBON

SUIVI D'UN APERÇU SUR LA POURRITURE D'HÔPITAL, ET SON TRAITEMENT

PAR LE Dʳ BEAU (de Toulon)

MÉDECIN EN C¹IEF DE LA MARINE, PROFESSEUR DE CLINIQUE ET DE PATHOLOGIE
CHIRURGICALES

> L'art brillant d'opérer reste encdre subordonné à
> celui plus modeste de panser les plaies.
> (HELLO médecin de 1ʳᵉ classe de la marine. —
> Thèse de Paris.)
> Trois grandes indications ont dominé toute leur
> histoire (celle des amputations)... La troisième, et
> la plus difficile, serait de mener la plaie à guérison,
> en évitant les accidents nombreux qui déterminent
> si fréquemment la mort; la science est encore à la
> recherche.
> (MALGAIGNE, Médecine opératoire, 7ᵉ éd., p. 251.

PREMIÈRE PARTIE

DE LA SEPTICITÉ TRAUMATIQUE. — DES MOYENS EMPLOYÉS JUSQU'ICI
POUR S'Y OPPOSER ET LA COMBATTRE.

S'il est une question, sur laquelle on soit aujourd'hui una-
nimement d'accord en chirurgie, c'est bien certainement celle
relative à l'importance de la thérapeutique des plaies.

Cette question dont on s'occupe surtout depuis une dizaine
d'années, loin de perdre, en ce moment, de son intérêt, semble,
au contraire, attirer de plus en plus l'attention du monde médical.

La chimie, le microscope nous sont venus ici très-largement en aide, si bien que ce sujet qui, jusqu'à notre époque, semblait étroitement circonscrit dans le domaine spécial de la chirurgie, a pris aujourd'hui des proportions telles, que nombre de praticiens, parmi lesquels nous nous hâtons de nous ranger, ne sauraient, sans quelque hésitation, se décider à s'en occuper.

C'est du moins le sentiment que nous éprouvons personnellement en entreprenant ce travail ; aussi avons-nous besoin d'établir tout d'abord que, mettant absolument de côté toute prétention scientifique, si nous nous sommes déterminé à publier ces lignes, c'est dans le simple but de faire connaître les résultats déjà anciens de notre pratique chirurgicale en ce qui concerne le traitement local des plaies.

A. — Quelques considérations générales sur les plaies et l'étiologie des accidents qui les accompagnent.

Dans toute solution de continuité, il y a deux points à considérer : 1° la partie vivante blessée ; 2° les corps extérieurs qui sont au contact de la lésion.

Tous les phénomènes locaux ou généraux que présentent les plaies doivent forcément dépendre de l'action et de la réaction réciproques des organes mis à nu, d'une part, des agents extérieurs, d'autre part.

Ces phénomènes, le plus souvent réparateurs, d'autres fois destructeurs et même funestes, ont été depuis nombre d'années (en tant qu'observés à l'œil nu) étudiés, classés et, autant que possible, appréciés au point de vue de leur signification pronostique ainsi que du traitement qu'ils exigent ; mais, *sous le rapport séméiologique*, quelle obscurité, quelles théories erronées ! Et cela, jusqu'au jour où, grâce au microscope et aux expérimentations de physiologie pathologique, nous avons pu soulever enfin un coin du voile qui nous cachait cette si importante évolution organique dont le résultat final sera la guérison ou la mort du blessé.

Ici, comme partout, à mesure que la lumière s'est faite, les problèmes bien loin de se compliquer, ont paru se simplifier au contraire. Ici, comme toujours, on a eu la preuve de cette vérité, que la nature arrive par des moyens très-simples à obtenir les effets les plus variés ; que d'une cause souvent unique découlent des résultats nombreux, distincts et parfois même en apparence essentiellement différents.

En effet, avant des recherches dont la date est encore si près de nous, qui ne croyait à la spécialisation des divers accidents des plaies? qui ne voyait dans la fièvre traumatique, primitive, consécutive ou secondaire, dans l'érysipèle, l'angéioleucite, la septicémie, la pyohémie, de véritables maladies, non-seulement à type différent, mais encore de cause distincte et dont conséquemment le traitement ne pouvait être le même?

Eh bien, aujourd'hui, que reste-t-il en réalité de toutes ces entités pathologiques créées, nous l'entrevoyons enfin, par notre seule ignorance? Bien peu de choses à coup sûr. Toutes ces manifestations variées d'un même fait primordial tendent, de plus en plus, à se rapprocher, à se confondre même, comme dérivant d'un agent morbifique, sinon absolument semblable, du moins de même nature. Et tous ces accidents des plaies que nous venons d'énumérer et auxquels peut-être même nous aurions le droit d'ajouter ceux de forme nerveuse, le tétanos par exemple, tous ces accidents ne paraissent être rien autre chose que des effets multiples d'un même genre de cause, *l'intoxication* et, le plus souvent, l'intoxication purulente.

Le pus, néanmoins, comme chacun le sait, n'est certainement pas en lui-même un produit dangereux. Loin de là, c'est, comme on l'a dit avec juste raison, le baume le plus inoffensif, le topique le plus doux, le plus protecteur qui puisse se mettre au contact de nos parties dénudées. Pour démontrer l'innocuité absolue du pus à l'état normal, nous ne voulons prendre qu'un seul fait, un abcès par congestion, chez un malade atteint de carie vertébrale avec vastes poches purulentes, s'étendant par migration jusqu'à l'aine ou à la cuisse. Qui n'a pas remarqué que, bien souvent, jusqu'au jour de l'ouverture de l'abcès, la santé générale se maintient, sans être compromise par ces symptômes si caractérisés de fièvre, sueurs, diarrhée, qui se manifesteront plus tard? Et cependant, personne ne niera la résorption partielle et, pour ainsi dire, incessante du pus d'un abcès ossifluent. La disparition possible, bien qu'exceptionnelle d'une collection de pus de cette espèce, sans évacuation au dehors, suffirait au besoin pour le démontrer.

Si donc le pus, essentiellement indifférent à l'état normal, peut cependant devenir un produit redoutable, c'est bien évi-

demment que ses propriétés se modifient, que sa nature
s'altère.

Quelle est la cause de cette altération du pus? Cette cause
réside dans l'air, a-t-on répondu depuis longtemps. Ce n'est
pas d'aujourd'hui, en effet, que les chirurgiens, pénétrés de
cette pensée, ont multiplié leurs efforts pour soustraire les
plaies, et plus particulièrement les collections purulentes, au
contact si pernicieux de l'air ambiant ; toute la chirurgie sous-
cutanée : incisions, ponctions, aspirations suivies ou non d'in-
jection, n'a jamais eu d'autre objectif.

Mais si l'on comprenait d'où provient le danger, ce qu'on ne
savait pas aussi bien distinguer, c'était la nature de l'élément
toxique contenu dans cette atmosphère qui, tout en renfermant
le principe indispensable à la vie, se charge, en même temps,
d'un poison dont les effets sont parfois si funestes.

Bien que cette notion de la cause léthifère à laquelle l'air sert
de véhicule ne soit pas encore, même aujourd'hui, complétement
acquise, cependant d'importantes découvertes ont été faites
dans cette voie.

La lutte, si intéressante pour tout homme participant à la
vie intellectuelle de l'époque, qui continue à diviser le monde
scientifique en deux camps : celui des panspermistes et celui
des hétérogénistes, cette lutte, bien qu'elle n'ait pas encore
abouti, a eu, du moins pour nous chirurgiens, cet heureux résultat d'éclairer vivement l'important sujet qui nous occupe.

En effet, de toutes ces belles expériences, instituées et pour-
suivies avec tant d'ardeur, par M. Pasteur d'une part, MM. Pouchet (de Rouen), Joly et Musset (de Toulouse), expériences qui,
comme nous venons de le dire, n'ont pas donné leur dernier
mot, il résulte du moins ceci, c'est que toute fermentation est
due à la présence de particules organisées, spores ou ovules,
que contient l'air et qu'il sème sur les matières animales ou
végétales, terrain tout préparé pour les évolutions ultérieures
de ces germes.

Que ces germes-ferments existent toujours préalablement
dans l'air (Pasteur), ou bien qu'ils se forment de toutes pièces
dans les produits organiques soustraits aux lois de la vie (Pouchet), ou bien encore qu'ils préexistent en nous, sous forme
de granulations moléculaires représentant le dernier degré de
divisibilité de la matière organique [théorie des zymases du

professeur Béchamp [1] (de Montpellier)]; il est incontestable, il est microscopiquement, j'allais dire mathématiquement certain que, dans toute masse organique fermentescible exposée à l'air, on ne tarde pas à rencontrer d'abord des germes, et bientôt des microphytes ou microzoaires. Découverts par les premiers micrographes, étudiés et classés plus particulièrement de nos jours par Ehrenberg, Davaine, ces organismes rudimentaires forment dans les matières en fermentation des générations successives et même essentiellement différentes, qui constituent des couches absolument distinctes. Les uns vivant d'oxygène (aérobies) s'agitent à la surface du liquide ; les autres tués par l'oxygène (anaérobies) restent plongés dans les profondeurs de la masse, là où l'oxygène a été détruit, consommé par les premiers occupants.

Quoi qu'il en soit, et pour ne pas nous éloigner de notre sujet, hâtons-nous d'ajouter que, à titre de produit animalisé, le pus ne pouvant faire exception à la règle générale, ces éléments organisés, ces infiniment petits, dont la nature végétale ou animale est encore douteuse, s'y montrent à un moment donné et de la manière la plus évidente. Mais ces animalcules ou microphytes peuvent-ils s'y développer de toutes pièces, spontanément ; ou bien n'y arrivent-ils jamais que par l'intermédiaire de l'air? Sans prendre parti sur ce point, pour l'une ou l'autre des deux célèbres théories que nous venons à l'instant même de rappeler, disons seulement qu'il est généralement admis que les bactéries ou vibrions du pus proviennent exclusivement du dehors.

Nous voilà donc en présence d'un pus toxifère placé au contact d'une surface absorbante. Que va-t-il se passer entre ce produit de sécrétion ainsi contaminé et les tissus vivants? Le pus transformé par l'acte de la fermentation en un liquide toxique et irritant à la fois va, d'une part, produire des effets généraux d'empoisonnement en pénétrant dans les voies circulatoires, et, d'autre part, des effets locaux essentiellement ulcératifs, destructeurs, gangréneux, en un mot, par son action corrosive.

Arrivé à ce moment, le pus représentera un liquide extrêmement complexe : outre ses éléments ordinaires, sérum,

[1] *Archives générales de médecine*, juin 1870, p. 745.

sels, globules, nous y rencontrerons encore : des *microphyto-zoaires*[1] d'espèces variables, nés des germes fournis par l'atmosphère ; des gaz, produits de la putréfaction ; des débris organiques provenant des tissus frappés de cette usure ulcérative, de cette sorte de gangrène moléculaire due plus particulièrement peut-être aux propriétés agressives de ces mêmes gaz putrides dont nous venons de parler.

Cela posé, se présente à nous, tout naturellement, cette autre question : quels sont ceux de ces principes divers qui, pénétrant par les voies de l'absorption, vont donner lieu aux accidents généraux dont les plaies peuvent se compliquer? Nous touchons ici à un point bien difficile à élucider, à un problème dont la solution n'est pas encore trouvée.

En ce qui concerne les *virus*, ces produits de fermentations spéciales, susceptibles de se transmettre indéfiniment, à doses infinitésimales, avec les caractères propres de leurs manifestations particulières, d'abord par contact direct sur l'une des surfaces d'absorption : cutanée, respiratoire ou digestive, puis par pénétration consécutive dans les voies circulatoires, la science est à peu près fixée en ce moment. Les intéressantes expériences de M. Chauveau[2] sur le pus variolique, sur les sécrétions des animaux frappés par la peste bovine, ne permettent aucun doute à cet égard. Il est bien évident que les éléments doués de propriétés virulentes sont des particules solides, ne pouvant exister au sein de l'atmosphère ou d'un liquide qu'à l'état de suspension. Les gaz, aussi bien que le sérum du liquide contagieux séparés par l'évaporation ou la filtration des éléments solides, sont incapables de transmettre une affection virulente quelconque. Donc, dans les affections de ce genre, les éléments solides seuls sont étiologiquement actifs.

Mais en est-il de même de ces autres principes morbides que, sous le nom de *poisons*, on retrouve ou l'on finira par retrouver à l'origine de la plupart, sinon de toutes nos maladies, principes qui, agissant, ceux-ci en proportion de leur dose, altèrent plus ou moins nos fonctions quand ils ne parviennent pas à les enrayer tout à fait, sans que cependant la transmission

---

[1] Ce mot nouveau n'a d'autre prétention que celle d'exprimer le point d'interrogation qui, encore aujourd'hui, se pose dans la science en ce qui a trait à la nature végétale ou animale des éléments actifs de toute fermentation pyohémique.

[2] *Académie des sciences*, avril 1869 et juillet 1871,

de la cause pathologique puisse s'effectuer, d'individu à individu, par contage proprement dit ? Ici, la réponse ne saurait être aussi résolûment affirmative. Malgré les expériences récentes et si intéressantes de M. Davaine[1], n'est-il pas permis, en effet, de penser qu'en dehors des éléments figurés, les liquides comme les gaz putrides, bien qu'ils ne soient en réalité que les effets du travail spécial de fermentation, sont cependant susceptibles d'agir pour leur large part dans la genèse de bon nombre d'affections ? Et pour nous renfermer dans le cercle des faits dont nous nous occupons, n'est-on pas autorisé à avancer que l'absorption des gaz putrides, par exemple, soit en nature, soit à l'état de combinaison avec le liquide purulent, ne saurait être inoffensive ?

Donc le pus peut devenir dangereux, non-seulement par les matières septiques, solides ou liquides, qu'il peut renfermer, mais encore par les gaz putrides que la fermentation y développe, et dont la pénétration dans les voies circulatoires (par osmose gazeuse) est certainement des plus faciles.

Resterait maintenant à apprécier la part qui, dans les phénomènes toxiques traumatiques, revient aux éléments figurés du pus : globules plus ou moins altérés ; organismes microscopiques divers ; détritus organiques. Ces particules de nature si différente passeront-elles, elles aussi, à travers les parois vasculaires, et seront-elles conséquemment appelées à jouer un rôle direct dans l'empoisonnement pyohémique ? Certainement, la chose serait au moins douteuse si nous voulions ne voir les capillaires qu'à l'état normal, bien que cependant l'axiome de l'imperméabilité absolue des vaisseaux par rapport aux éléments solides, intérieurs ou extérieurs à ces vaisseaux, soit aujourd'hui fort ébranlé. Mais si nous nous rappelons que pour nous, chirurgiens, il s'agit d'une surface saignante ou seulement recouverte de bourgeons charnus, c'est-à-dire d'une surface mal défendue contre l'action destructive d'un pus chargé de gaz putrides corrosifs, nous comprendrons aisément que les vaisseaux lymphatiques ou sanguins, attaqués directement dans la continuité de leurs parois, pourront ainsi devenir largement accessibles, non-seulement aux gaz et aux liquides, mais encore aux particules solides que ces derniers tiennent en

---

[1] *Académie de médecine*, septembre et octobre 1872.

suspension, particules solides qui, au moins en partie, ne sont autre chose que le détritus organique dû à l'infiltration gazeuse elle-même. N'est-ce pas ainsi, d'ailleurs, que s'expliquent ces embolies gangréneuses, autrement redoutables dans leurs résultats que les simples embolies hombosiques ; ces dernières, nées à l'intérieur même des vaisseaux, étant en réalité bien plus communes et bien plus inoffensives qu'on n'est disposé à le croire généralement.

Après avoir essayé d'établir la possibilité de pénétration, dans les voies circulatoires, des divers éléments gazeux, liquides ou solides, qui constituent le pus, sommes-nous en mesure, poursuivant nos recherches, d'assigner à chacun de ces éléments le rôle particulier qui lui est départi dans le grand acte pathologique de la pyohémie ? (Et l'on voudra bien remarquer que nous donnons, en ce moment, à cette expression de pyohémie, sa plus large acception.) Non certes. Ici, nous tentons, en effet, de pénétrer l'intimité même des échanges moléculaires, et c'est là un champ à peu près entièrement fermé encore à nos moyens d'investigation.

Sachons nous arrêter là où l'observation nous fait défaut, là où les faits nous manquent. Et, pour en tirer bientôt les déductions pratiques qu'elles comportent, contentons-nous d'établir les conclusions suivantes :

1° Le pus normal est un produit essentiellement inoffensif.

2° Le pus s'altère par l'accession des poussières-germes, des *germ-poison* (Lister) qui lui arrivent du dehors.

3° Cette transformation du pus résulte d'un véritable travail de fermentation.

4° Outre ses éléments ordinaires plus ou moins modifiés, le pus fermenté contient : des microphytozoaires, à la fois causes (aérobies) et résultats (anaérobies) de la fermentation ; des gaz putrides (gaz acide carbonique, gaz sulfhydrique, sulfhydrate d'ammoniaque, etc.), enfin, des détritus organiques variés, *caput mortuum* de la surface traumatique corrodée.

5° Le pus, dans ce dernier état, devient une matière essentiellement septique, et à laquelle il faut attribuer le développement de tous les accidents qui compliquent les plaies.

B. — La septicité domine la thérapeutique des plaies.

Ces préliminaires posés, nous nous croyons suffisamment préparé, autant du moins que le comporte l'état actuel de la science, pour établir les indications principales du traitement des solutions de continuité.

Sur ce sujet, nous serons encore aussi bref que possible, car nous ne perdons pas de vue que notre but est bien moins de nous livrer à une étude générale de la thérapeutique des plaies que de faire connaître un mode particulier de pansement, satisfaisant, selon nous, aux principaux desiderata qui préoccupent aujourd'hui le plus grand nombre des chirurgiens. Mais, d'un autre côté, il nous a paru impossible d'apprécier utilement un moyen nouveau, sans exposer dans tous leurs détails les services qu'il peut rendre, et aussi, sans le comparer aux procédés que, du moins dans l'esprit de celui qui le propose, il serait appelé à remplacer.

Si l'on jette, d'un peu haut, un coup d'œil d'ensemble sur les complications diverses qui peuvent résulter d'une plaie, on ne tardera pas à s'apercevoir, ainsi que nous l'avons dit déjà, que ces accidents dérivent d'une cause principale, sinon unique : l'accession, sur la surface dénudée, des germes de ces organismes inférieurs qui pullulent autour de nous.

Ces germes-ferments nous entourent, nous envahissent, nous pénètrent, pour ainsi dire, de toutes parts. Suspendus librement dans l'atmosphère que nous respirons, ils se déposent à la surface de tous les corps, pour y former de véritables couches ; leur nombre est, pour ainsi dire, infini, ainsi que le démontre surabondamment l'analyse de l'air par le filtre au coton de Pasteur [1] ou par le rayon solaire de Tyndall [2].

Et, d'autre part, puisqu'il est démontré que la contamination du pus, sa fermentation, ne tiennent absolument qu'à son mélange avec ces germes extérieurs, il demeure également évident pour tous que l'indication capitale du traitement d'une plaie consiste à mettre la surface traumatique entièrement à à l'abri de cette cause initiale de tout danger.

L'indication est claire et précise, personne ne songe aujour-

---

[1] *Comptes rendus de l'Académie des sciences*, 1863.

[2] *Poussières et maladies*, par Tyndall (*Revue des cours scientifiques*, 1869-1870, n° 15, p. 255).

d'hui à la contester ; mais il est plus facile de l'admettre que d'y satisfaire, comme nous allons le démontrer.

Et en effet, si les germes sont partout, il est bien évident qu'ils vont menacer la solution de continuité de tous les côtés, qu'ils tendront à l'envahir par toutes les voies. Avant tout, l'atmosphère, mais aussi les objets de pansement, les topiques eux-mêmes, les instruments, les vêtements, les mains des chirurgiens et des aides, seront les véhicules ordinaires de la cause morbide, l'occasion de la transmission du poison. Devant un agent aussi subtil, aussi universellement répandu, on comprend quelles difficultés nous allons rencontrer pour mettre à l'abri de tout contact les parties menacées. Ces difficultés, on va le voir, n'ont pas rebuté les chirurgiens ; loin de là, des moyens de tout genre, souvent extrêmement ingénieux, ont été successivement imaginés, surtout dans ces dix dernières années, depuis que les découvertes scientifiques modernes nous ont indiqué la route qu'il convient de suivre.

Voyons maintenant si ces efforts ont été couronnés d'un plein succès, et s'il ne reste plus rien à faire aujourd'hui pour parvenir au but.

C. — Exposition raisonnée des principaux modes de pansements antiseptiques employés jusqu'ici.

Les pansements que j'appellerai *anti-infectieux*, expression peu euphonique sans doute ; mais qui mieux que toute autre exprime ma pensée, peuvent être divisés en deux catégories : 1° ceux qui doivent s'opposer mécaniquement à l'accession des ovules ou spores, les pansements dits *par occlusion* ou par enveloppement ; 2° ceux qui agissent dynamiquement, en tuant, en détruisant les organismes parasitaires ; ce sont les pansements *désinfectants* proprement dits.

C'est d'après cette division que nous allons passer en revue les pansements anti-infectieux qui ont eu le plus de vogue, et cela, sans nous préoccuper en aucune façon de l'ordre chronologique, qui ne saurait avoir, au point de vue pratique où nous nous plaçons, qu'un intérêt tout à fait secondaire.

I. — PANSEMENTS PAR OCCLUSION.

a. En tête des pansements par occlusion, on doit naturellement

ranger toutes les opérations de chirurgie sous-cutanée en même
temps que les divers procédés de réunion par première intention. Il est évident, en effet, que la pensée qui ici a dirigé les
hommes de l'art a été, non-seulement d'arriver à une cicatrisation rapide, mais encore à une guérison sûre, et pour cela,
il fallait nécessairement employer des moyens qui missent les
malades à l'abri de tous les accidents auxquels une plaie, quelle
qu'elle soit, les expose, ou pour mieux dire, à l'abri de la cause
primordiale de tous ces accidents, à l'abri de l'air.

Toute la théorie si vraie et si utilement déduite de M. Jules
Guérin sur les différences radicales qui séparent, au point de
vue du pronostic, les plaies *exposées* et les plaies *non exposées*,
repose en effet sur l'action nuisible de l'air mis au contact de
nos tissus dénudés. Aujourd'hui nous savons mieux encore à
quoi nous en tenir sur la cause réelle de cette différence.

Mais la réunion par première intention, les opérations sous-
cutanées elles-mêmes, sont loin de nous rassurer suffisamment
contre tout danger à cet égard. En effet, si nous nous reportons un moment à ce que nous avons établi ci-dessus sur les
parasites ferments, il nous sera facile de comprendre comment
les incisions, les ponctions de la chirurgie sous-cutanée quelque
étroites, quelque obliques (*détournées*, selon l'expression
de Delpech) qu'on les suppose, et partant aussi inoffensives
que possible, ne donnent pas néanmoins, par elles-mêmes,
toute garantie contre la pénétration des germes-ferments.
A défaut d'autre occasion de contage, l'instrument, bistouri ou
ténotome, ne pourra-t-il pas être le support, et par suite devenir
le conducteur, l'introducteur du poison?

Si, en fait, le danger que nous signalons est tout éventuel et
se réalise bien exceptionnellement après les opérations sous-
cutanées, il n'en est plus de même dans les tentatives de réunion immédiate. Là, on peut le dire, pour peu que la plaie
soit étendue, irrégulière ou contuse, les échecs sont la règle,
le succès est l'exception. Aussi, n'est-ce pas sans des motifs
très-sérieux qu'on en est venu à proscrire à peu près généralement, surtout dans les hôpitaux, la réunion immédiate, comme
premier pansement des moignons, par exemple. C'est qu'en
pareil cas, toutes les voies de contamination poussiéreuse
(qu'on me passe l'expression) ont été aussi largement ouvertes
que possible, et qu'en essayant de l'occlusion par réunion im-

médiate des lèvres de la plaie, on manie en réalité une arme à
deux tranchants. En d'autres termes, en élevant ainsi des bar-
rières contre la pénétration de l'ennemi extérieur, on s'expose
terriblement à l'enfermer dans la place.

Pour faire apprécier le redoutable danger qu'on court en
semblable occurrence, je ne veux au surplus qu'un seul exemple. Voyez toutes les précautions si minutieuses, infinies on
peut dire, dont nos grands opérateurs entourent l'extirpation
des kystes ovariques ; voyez au prix de quelle attention et de
quels soins d'exquise et réelle propreté, dans l'acception la
plus étroite du mot, ils arrivent à obtenir un des plus brillants
succès de l'art chirurgical moderne. Eh bien, après l'hémorrhagie, contre quel péril se dirige ici toute la sollicitude de
l'homme de l'art, si ce n'est contre la péritonite, et l'inflammation, où qu'on l'observe? la péritonite, par conséquent,
qu'est-ce autre chose que la manifestation initiale des accidents
traumatiques de cause toxique?

Ainsi donc, on peut le dire, dans toute réunion immédiate, sinon dans toute opération sous-cutanée, les difficultés à surmonter sont fort grandes, les chances de succès relativement rares ; et cependant le résultat à obtenir est si sédui-
sant, que les chirurgiens n'ont jamais renoncé à le poursuivre
et ont cherché à l'atteindre de mille façons différentes. La cicatrisation sous-cutanée par ventilation, de M. le professeur
Bouisson [1], la sous-cutanisation par le collodion, préconisée tout
récemment encore pour le traitement des plaies récentes, par
M. Richet [2], ne sont que des tentatives, quelquefois heureuses,
dans cette direction. En effet, où veut-on en arriver par ces
procédés, sinon à refaire de toutes pièces un épiderme protecteur, couche isolante qui doit s'interposer entre la plaie et les
germes-ferments?

D'autre part, l'écrasement linéaire de M. Chassaignac, la
diérèse par les caustiques, ou mieux par le couteau galvanique,
ces méthodes si précieuses ne témoignent-elles pas encore, de
leur côté, de toute l'importance que les chirurgiens, sans toutefois qu'ils s'en rendent toujours un compte bien exact, mettent
à former les voies de l'absorption sur les surfaces traumati-

[1] *Tribut à la chirurgie*, 1861, t. II, p. 153.
[2] *Gazette des hôpitaux*, 1871, p. 153, 177, 201.

ques, par la production d'une couche suffisamment isolante et protectrice?

b. Mais revenons à notre sujet, qui n'est autre chose qu'un exposé rapide des pansements susceptibles de se ranger parmi ceux à occlusion. A ce propos, nous ne pouvons nous dispenser de rappeler, d'une façon purement incidente, il est vrai, un mode de pansement qui, lui aussi, se rattache directement au grand principe de l'isolement des plaies, je veux parler des *pansements rares.*

Cette méthode, qui semble remonter aux Arabes, remise en honneur au commencement de ce siècle (1815) par notre illustre Larrey, préconisée à notre époque par Gosselin [1], a évidemment pour conséquence, sinon pour but toujours conscient, de soustraire les plaies, le plus possible, aux causes extérieures d'irritation, et nous savons aujourd'hui ce qu'il faut entendre par ces mots.

Considérés à ce point de vue, les pansements rares constituaient sans doute un véritable progrès; mais à côté des avantages incontestables qu'ils présentent, il fallait compter aussi avec certaines imperfections inhérentes aux procédés en usage : soustraction de la plaie à la surveillance du chirurgien; accidents pouvant résulter de la présence d'une suppuration abondante et infecte. En somme, on peut conclure en disant que, si le principe était excellent, le mode d'application était notoirement imparfait. Nous aurons, au reste, l'occasion de revenir plus tard sur ce point.

Aux pansements rares se rattache, assez directement, le *pansement par occlusion* de Chassaignac [2], publié, dès l'année 1843, dans la *Gazette des hôpitaux.* Comprenant tous les inconvénients du pansement inamovible de Larrey, appliqué dans toute sa rigueur, M. Chassaignac a voulu soustraire les plaies au contact de l'air en y arrivant par un moyen terme. Pour cela, il a distingué dans l'appareil de pansement les pièces profondes des pièces superficielles, et tandis qu'il maintenait en place le plus longtemps possible sa cuirasse de diachylon, il renouvelait, aussi souvent que besoin était, ses couches extérieures absorbantes : linge cératé, charpies et bandes. Ce mo-

---

[1] *Des Pansements rares* (Thèse de concours, 1851).
[2] *Traité des opérations chirurgicales,* par Chassaignac, t. I, p. 160, 1861.

dus faciendi était, il faut en convenir, des plus rationnels;
aussi les succès non équivoques de cette méthode lui valurent-
ils une vogue qui est loin d'être épuisée aujourd'hui.

c. Mais à mesure que la lumière se faisait sur la nature et
l'unicité[1] de la cause, de tous les accidents pyogènes des solutions de continuité, la nécessité d'interposer entre cette cause
morbide et les surfaces absorbantes une barrière absolue, in-
franchissable, se faisait sentir davantage ; de là des modes
d'occlusion nouveaux, clôturant plus hermétiquement ; de là
l'invention de l'*occlusion pneumatique* de J. Guérin[2], de l'*aspiration continue* de Maisonneuve[3]. .

Mais si l'objectif qui dirigeait ces deux éminents chirurgiens était tout à fait différent, les moyens qu'ils mirent au
service de leurs idées respectives furent essentiellement similaires ; aussi les résultats cliniques devaient-ils tendre à se confondre.

Et, en effet, M. J. Guérin, toujours préoccupé de la sous-cutanisation des plaies, cherchait, avant tout, à l'aide de son
occlusion pneumatique, à soustraire les plaies au contact de
l'air, à les placer toutes dans les conditions relativement très-
favorables des plaies *non exposées*.

Quant à M. Maisonneuve, logiquement dirigé par les conséquences qui découlaient naturellement de la théorie des intoxications, sa pensée prédominante fut celle-ci : entraîner loin
des surfaces dénudées le pus, ce produit *mort* et *putréfié*, dont
l'absorption constituait d'après lui, l'unique danger.

Au reste, il va nous être facile de résumer en quelques mots
la ligne de démarcation tout intentionnelle qui sépare l'occlusion pneumatique de l'aspiration continue, et cette caractéristi-
que, c'est Maisonneuve lui-même qui va nous la fournir :
« Clore la plaie est le but de M. Guérin ; extraire les matières
« putréfiables est le nôtre[4]. »

Sans rappeler ici la lutte assez vive qui s'établit entre les
deux inventeurs[5], faisons remarquer d'abord qu'avec l'un ou
l'autre des deux appareils, la production du vide ne pouvait

---

[1] Maisonneuve, *des Intoxications chirurgicales* (*Comptes rendus de l'Académie des sciences*, 1866, p. 985).
[2] *Gazette médicale*, 1866, p. 87.
[3] *Comptes rendus de l'Académie des sciences*, 1867, p. 888.
[4] *Comptes rendus de l'Académie des sciences*, 1867, t. LXV, p. 890.
[5] *Gazette médicale*, 1867, p. 747, 748 ; 1868, p. 572, 624.

être que très-incomplète et fort difficile à maintenir, d'où garantie bien faible contre la présence des germes, dans l'air plus ou moins raréfié. En second lieu, la constriction exercée plus énergiquement par la partie retrécie de l'ouverture du manchon devait nécessairement déterminer un obstacle fâcheux à la circulation de retour, d'où engorgements du moignon, s'il s'agit d'une amputation, par exemple. De plus, ces appareils étaient embarrassants par leur volume, par le nombre de pièces qu'ils exigeaient; leur prix était fort élevé. Enfin, disons-le, les résultats cliniques n'eurent rien et ne pouvaient rien avoir de bien encourageant.

Aussi, il ne faut pas être surpris si le silence et l'oubli ont si peu tardé à se faire autour de ces procédés, qui ont été bien loin de donner tout ce qu'en attendaient leurs savants promoteurs. De telle sorte que l'occlusion pneumatique, comme l'aspiration, se bornent à occuper aujourd'hui un rang honorable dans l'histoire de l'art.

d. Mais la science poursuivait sa marche en avant. Les expériences contradictoires entre les panspermistes et les hétérogénistes se multipliaient, sans arriver encore, il est vrai, à donner le dernier mot de cette grande inconnue. Elles démontraient cependant bien des faits jusque-là ignorés et dont la médecine en particulier devait tirer le plus utile parti.

L'attention du monde savant était donc tout entière fixée sur les investigations de Pasteur d'une part, de Pouchet de l'autre; la belle leçon de Tyndall[1] venait tout récemment de montrer la question sous une face nouvelle, et bien inattendue, malgré la simplicité et, nous pourrions même dire, la vulgarité de l'expérience. Tyndall était même entré dans la voie de l'application clinique; en effet, s'appuyant sur les faits scientifiques acquis, il avait proposé, contre l'empoisonnement si commun par la muqueuse pulmonaire, son respirateur de coton. Comme on le voit, il ne restait que peu de chose à faire pour utiliser le filtre de coton de Pasteur, le respirateur de coton de Tyndall, au profit de l'art chirurgical; ce pas, en apparence bien aisé, mais néanmoins fort important, devait être accompli par un des chirurgiens les plus distingués des hôpitaux de Paris, M. Alph. Guérin.

---

[1] *Poussières et maladies* (*Revue des cours scientifiques*), 1869-1870, p. 235).

Ce sont les tristes événements du second siége de Paris qui
devinrent l'occasion de la précieuse découverte de M. Alph.
Guérin. Chacun connaît, au moins par les nombreuses statistiques des dix dernières années, les déplorables résultats des
grands traumatismes et, en particulier, des amputations, dans
les hôpitaux de la capitale. Et cependant, dans un milieu semblable, ce n'était certes ni l'habileté opératoire qui manquait
aux chirurgiens, ni les soins les plus complets qui pouvaient
faire défaut aux malades. La mortalité si navrante enregis-
trée par Malgaigne, 55 0/0, tenait bien évidemment à d'autres
causes, et ces causes, ou, pour mieux dire, cette cause, nous la
connaissons maintenant.

Pénétré de cette vérité étiologique, et appréciant toute la
portée des découvertes de Pasteur, des idées de Tyndall,
M. Alph. Guérin inaugura donc, dans le commencement du
mois d'avril 1871, à l'hôpital Saint-Louis, son *pansement isolant à l'ouate*.

Ce mode de pansement se rattachait si naturellement aux données scientifiques actuelles et répondait si bien en même temps à
une nécessité chirurgicale des plus urgentes, qu'il fut immédiatement accepté avec la plus grande faveur, et que sa vogue ne
semble pas prête à se ralentir. Ces considérations nous obligent à apprécier la pratique de M. Guérin avec toute l'attention
qu'elle comporte.

Chacun connaît aujourd'hui et le mode d'agir de M. Alph.
Guérin, et le but qu'il se propose.

En ensevelissant le membre au milieu d'une énorme épaisseur de coton, disposé par couches successives et soumis à une
pression extérieure aussi énergique qu'il peut l'effectuer,
M. Guérin espère : 1° entourer la plaie d'un véritable filtre à
travers lequel l'air se tamisant pour ainsi dire, se débarrassera
des poussières qu'il tient en suspension, et en particulier des
germes-ferments ; 2° établir sur la partie blessée une compression aussi régulière, aussi également répartie et par conséquent
aussi douce que possible, genre de compression résultant de
l'élasticité du coton employé en masse ; 5° maintenir une température invariable autour de la lésion.

Ces indications n'étaient certainement pas nouvelles. Pour ce
qui concerne l'isolement de la plaie, M. Alph. Guérin, en re-
connaissant qu'il a puisé dans les expériences de Pasteur la

première idée de son pansement à l'ouate, est au reste le premier à en convenir. Quant à l'utilité de la compression comme moyen préventif des accidents traumatiques et de l'inflammation en particulier, il·serait difficile de ne pas se remémorer la doctrine de l'illustre chirurgien de la Charité à ce propos. Reste l'égalité de température, que M. J. Guyot, il y a une trentaine d'années, avait aussi essayé de réaliser par son appareil *à incubation*.

Mais, ni pour l'inventeur, ni pour nous-même, là n'est pas la question. Ce qu'il s'agit en effet de déterminer ici, ce n'est pas le degré d'originalité du pansement au coton, mais tout simplement si ce pansement remplit, en réalité, toutes les conditions favorables que la pratique chirurgicale réclame de lui.

La première de ces conditions est, nous le savons, d'écarter du pus les causes de la fermentation putride. Sous ce rapport, le coton agit très-certainement comme un isolant, comme un agent d'occlusion bien préférable à tous ceux que nous avons énumérés jusqu'ici. Mais ce moyen présente-t-il une sécurité absolue? C'est ce que ne démontrent ni le raisonnement ni l'expérience.

En premier lieu, sera-t-on jamais tout à fait certain, au moment du premier pansement, d'avoir suffisamment assaini la surface de la plaie par les lotions alcooliques conseillées par M. Alph. Guérin? peut-on espérer que l'alcool possède des propriétés parasiticides suffisantes pour détruire tous les germes qui ont pu s'abattre sur la plaie? C'est là une question tout au moins douteuse (comme nous allons le démontrer par les résultats même de la méthode), et douteuse même pour l'inventeur ; ainsi que l'attesteraient, au besoin, les précautions si minutieuses qu'il croit indispensables pendant l'exécution de l'opération et des pansements ultérieurs, l'importance qu'il attache, par exemple, à s'éloigner alors du foyer d'infection, la salle commune. Certainement on nous objectera à ce sujet que ce premier pansement a pu fort souvent, et au grand bénéfice du malade, être maintenu en place de vingt à vingt-cinq jours ; ce qui semble être une preuve irréfutable de l'innocuité et partant de l'inaltérabilité du pus. Cependant que l'on veuille bien considérer aussi que, dans nombre de cas de la pratique de M. Guérin, le pus a pris une odeur extrêmement fétide, très-fatigante pour les malades occupant les lits voisins, et assez désagréable au blessé lui-même pour lui enlever l'appétit. Peut-on réellement soutenir qu'une suppuration au milieu de laquelle se développent des gaz méphitiques n'a subi aucune espèce de fermentation? Mais, au reste, notre opinion à cet égard s'appuie encore sur le fait le plus démonstratif et que nous puisons dans le mémoire même, si remarquable d'ailleurs de M. Hervey[1]. M. le docteur Hayem, à la prière de M. Hervey, ayant observé au microscope le pus de plusieurs malades traités par le pansement ouaté, *y découvrit toujours des microzoaires.*

Les conséquences sont ici faciles à tirer ; il est bien évident que si toute fermentation présuppose nécessairement la présence des germes, l'existence des parasites démontre, à son tour, un travail indéniable de fermentation.

Mais il est encore une autre objection à opposer au pansement à l'ouate, objection dont ses plus ardents promoteurs conviennent d'ailleurs eux-mêmes. Pour que l'ouate puisse constituer un filtre d'air d'une absolue sécurité, il faut non-seulement que l'enveloppe isolante entoure le membre jusqu'à sa racine avec un degré de constriction suffisant pour que l'air ne puisse en aucune façon glisser entre la peau et le coton sur les limites du pansement, mais encore il est indispensable que, dans aucun cas, le pus, glissant lui-même entre le coton et la peau ou imbibant directement le coton par infiltration, parvienne ainsi à l'extérieur. Si l'une de ces deux circonstances se produit, la couche de pus arrivée au contact de l'air fermente immédiatement et quelques heures suffisent pour que, les effets se propageant, de proche en proche, par la rapide multiplication des germes, la masse purulente entière entre en fermentation.

On voit tout de suite quelle attention et quelle surveillance exige un pareil pansement ! Qui pourra répondre en effet qu'à un moment donné, soit par suite du relâchement des bandes, soit par l'abondance de la suppuration, le pus arrivant au contact de l'atmosphère, tout ne puisse se trouver compromis?

A ces considérations diverses on répondra sans doute par les résultats de la statistique.

Ces résultats sont incontestablement d'un grand poids, et moins que personne nous nous sentons disposé à nier toute leur

---

[1] *Pansements à l'ouate* (Hervey, *Archives générales de médecine,* décembre 1871, p. 057).

valeur. Le travail si complet de M. Hervey, la thèse de M. Combes[1] ne laissent aucun doute sur ce point. Il est incontestable
que le pansement ouaté n'ait réalisé un très-notable progrès à
cet égard et que son inventeur n'ait rendu un immense service
à l'art chirurgical ; seulement il est permis de se demander s'il
ne serait pas possible d'arriver à un résultat plus complet encore, ne fût-ce qu'en trouvant, par exemple, un moyen dont
l'application pût, mieux que celle de l'ouate, convenir indistinctement à tous les genres de traumatisme.

Ceci demande quelques mots d'explication. Jusqu'ici nous
n'avons considéré l'ouate qu'au point de vue de son utilisation
comme premier pansement sur une blessure récente, devant
être renouvelée une ou deux fois tout au plus avant la guérison
définitive ; nous l'avons étudiée exclusivement à titre de pansement rare. C'est surtout, en effet, par ce mode d'application
que ce moyen offre de sérieux avantages.

Mais supposons maintenant qu'à la suite d'un de ces incidents
que nous avons indiqués plus haut, ou par toute autre cause, la
plaie venant à suppurer abondamment, le pansement doive être
fréquemment renouvelé ; supposons, d'autre part, que dés décollements, des fusées purulentes, etc., viennent réclamer l'intervention souvent répétée d'une chirurgie active ; qui ne com-
prendra que l'action purement isolante de l'ouate ne saurait
plus suffire et que, dans des circonstances semblables, l'isolement d'une plaie déjà contaminée ne pourrait, en aucune façon,
remplir les indications nouvelles et impérieuses qui se présentent ?

Insister davantage sur l'inopportunité du pansement de
M. Alph. Guérin dans des plaies de ce genre, arrivées à une
pareille période, nous paraîtrait entièrement superflu ; d'autant
plus, que quelques détails dans lesquels nous allons nécessairement entrer, à propos des pansements désinfectants, vont
nous fournir une nouvelle occasion de développer notre manière
de voir à cet égard.

II. — PANSEMENTS DÉSINFECTANTS.

La division que nous avons adoptée nous amène à passer

[1] *Le Pansement ouaté du docteur A. Guérin,* par Combes (Thèse de Paris,
1871).

maintenant en revue les pansements antiseptiques proprement
dits, c'est-à-dire ceux qui, à titre préventif ou à titre curatif, se
proposent, comme but principal, de s'opposer à la putridité ou
de la détruire.

Nous n'avons ici en aucune façon la prétention de traiter,
ex professo, la question si vaste des désinfectants ; nous nous
bornerons à renvoyer aux travaux nombreux que renferme sur
cet intéressant sujet la presse médicale moderne, et, en particulier, aux mémoires de M. Chalvet[1], publiés en 1861, et à celui
d'O. Reveil[2], qui date de 1863.

Quant à nous, notre rôle sera plus restreint et aussi plus
modeste. Nous nous proposons seulement d'apprécier, en quelques lignes, ceux des agents désinfectants le plus habituellement
mis en usage aujourd'hui ; pour qu'il nous soit plus facile ensuite de les comparer à celui que nous avons cru devoir choisir
de préférence.

Considérés à ce point de vue purement pratique, les désinfectants seront représentés, pour nous, par le charbon et les diverses
poudres absorbantes, par les résineux, le camphre, les huiles
essentielles, les chlorures (agents chimiques proprement dits) ;
l'iode, l'alcool, et enfin le goudron et ses nombreux dérivés.

  a. Le *charbon* rentre dans la catégorie des désinfectants mé-
caniques. Mais si l'on ne peut le considérer comme un parasiticide, comme un antidote du poison traumatique, du *germe-
poison*, au moins agit-il avec la plus grande efficacité pour
neutraliser physiquement ceux des produits de fermentation
qui sont les plus repoussants, et peut-être aussi les plus dangereux ; nous voulons parler des gaz.

  Le rôle essentiellement utile du charbon consiste à se laisser
pénétrer par les gaz, à les fixer dans sa substance poreuse, et
à les soustraire ainsi à l'absorption des surfaces traumatiques.
On peut dire que s'il ne prévient pas la putréfaction, il sup-
prime en partie ses conséquences nocives ; et cela suffit pour
faire de cet agent un désinfectant précieux auquel nous avons
volontiers recours, ainsi que nous l'indiquerons plus loin.

  b. Les poudres de *tan*, de *quinquina*, et autres du même

[1] *Des Désinfectants*, par Chalvet (*Mémoires de l'Académie de médecine*, 1863,
t. XXVI, p. 473).
[2] *Archives générales de médecine* (*des Désinfectants*, par O. Reveil, 1863,
t. I, p. 5, 152).

genre, agissent à la fois comme agents coagulants et absorbants.
Par le tannin qu'elles renferment, elles forment des composés
imputrescibles avec les matières albuminoïdes de nos tissus, en
les tannant, on peut le dire. Mais cette action tannante ne saurait être d'un grand secours en chirurgie. En effet, elle ne
s'exerce qu'avec une certaine lenteur, surtout relativement à
la propagation de sa sphère d'activité dans les couches des
corps au contact. Cette lenteur relative dans l'activité de pénétration des matières tannantes n'est nullement en proportion
avec la rapidité de l'acte fermentescible dans les tissus vivants
et la pénétrabilité de la plupart de ces tissus à l'agent provoca-
teur. Comme absorbantes des gaz méphitiques, ces poudres
représentent de véritables succédanées du charbon. Seulement
leur énergie, sous ce rapport, étant infiniment moindre, le
charbon doit, d'après nous, leur être toujours préféré.

Nous n'exceptons même pas de cette proscription la poudre
de quinquina, malgré le rôle important qu'on a voulu faire jouer
ici à la proportion, relativement bien faible néanmoins, des
quinates de quinine et de cinchonine (Quévenne) que renferme, outre le tannin, la précieuse écorce péruvienne.

c. *Résineux.* — Nous mentionnons cet ordre d'antiputrides
seulement pour établir que, depuis nombre d'années, nous
avons, à l'imitation de la plupart des chirurgiens anglais [1], à
peu près entièrement proscrit de nos salles, avec tous les corps
gras, toutes les pommades à base de résine dites pommades
excitantes ou détersives. La propreté des plaies y a certainement
beaucoup gagné, et nous ne voyons pas ce que nos résultats
thérapeutiques ont pu y perdre.

Nous ne nions pas, sans doute, que l'odeur d'une suppuration fétide ne soit susceptible d'être masquée, détruite même
par les substances résineuses incorporées aux graisses; nous
concevons même volontiers que, sur certaines plaies blafardes,
on peut voir les bourgeons charnus utilement modifiés par ces
sortes de pommades; mais l'art possède des moyens désinfectants et excitants tellement supérieurs à ces préparations,
qu'on n'a pas à craindre d'avoir jamais à regretter le sacrifice
de pareils topiques.

[1] *Quelques Aperçus sur la chirurgie anglaise* (Thèse de Topinard. Paris,
1860).

d. *Camphre.* — Malgré sa célébrité un peu tapageuse, le camphre tend à se renfermer de plus en plus dans le rôle modeste que lui assignent les faits. Sans doute, il est bien déchu aujourd'hui de la toute-puissance que certains enthousiastes ont voulu lui faire, comme antidote universel, *intus et extra*, des organismes ferments.

Néanmoins, son indication dans la médication désinfectante peut se rencontrer dans quelques cas. Nous aurons l'occasion d'y revenir, dans la seconde partie de ce mémoire, à propos du phagédénisme des plaies.

e. *Huiles essentielles.* — Les huiles essentielles qui, eu égard à leur composition, forment, avec le camphre, un même groupe, s'en rapprochent aussi par plusieurs de leurs propriétés.

Leur vertu parisiticide est-elle suffisamment démontrée? Comme pour le camphre, c'est une question qui reste encore à poser. Cependant citons l'émulsion de Verneuil [1], à base d'essence de térébenthine et de sulfate de zinc, comme un excellent topique, qui, à titre d'excitant et de cicatrisant surtout, nous a rendu de véritables services contre l'état atonique des plaies, se produisant consécutivement à la pourriture d'hôpital. C'est un fait que nous aurons également à rappeler plus tard.

f. Le *chlore* et les *chlorures* agissent de deux façons : d'abord, en décomposant les matières organiques par suite de leur avidité pour l'hydrogène ; en second lieu, en détruisant la plupart des gaz qui résultent de la fermentation putride et particulièrement d'hydrogène sulfuré et le sulfhydrate d'ammoniaque, c'est-à-dire les gaz les plus fétides. Ce qui revient à dire que le chlore et les chlorures sont d'excellents antiputrides.

Malheureusement, leur action locale sur les plaies n'est pas sans présenter quelques sérieux inconvénients. Sans parler, en effet, de leur odeur désagréable, que l'on peut masquer, assure-t-on, avec quelques gouttes de nitro-benzine, il est facile de constater que, même lorsqu'on emploie l'hypochlorite de soude, dont l'action est *plus douce* (Lisfranc) que celle du chlorure de chaux, l'effet irritant sur les plaies se produit parfois à un degré tel, que le pansement chloruré ne peut être continué.

_____

[1] *Formulaire raisonné des médicaments nouveaux*, par O. Reveil (2ᵉ édition, 1865), p. 531.

Si alors on se décide à affaiblir la dose du chlorure, l'action désinfectante devient manifestement insuffisante.

Au point de vue de leurs effets topiques sur les plaies, on reproche encore aux préparations chlorurées leur extrême volatilité, qui rend cette action extrêmement fugace. Il est vrai que l'emploi d'une enveloppe imperméable suffirait pour annuler, en partie, cet inconvénient.

Donc, somme toute, les propriétés désinfectantes très-énergiques et très-sûres du chlore en font un corps qu'il convient sans doute d'utiliser, mais dans la mesure des services spéciaux qu'il peut rendre. Aussi, est-ce avec juste raison qu'on se contente de l'employer aujourd'hui soit en lotions et injections, soit en évaporations.

Dans les cas de suppuration fétide, employé en lotions ou aspersions sur les surfaces dénudées, ou en injections dans les trajets fistuleux, l'hypochlorite de soude, à des doses qui peuvent varier du vingt-cinquième (solution mère) jusqu'au cinquantième par exemple, détruit immédiatement toute odeur, et constitue conséquemment un moyen de désinfection précieux par son instantanéité.

Mais là n'est pas la plus importante utilisation des préparations chlorurées. C'est surtout pour la désinfection de l'air, pour l'assainissement des locaux occupés par les malades, que le chlorure de chaux, d'un prix inférieur à celui de soude, est principalement mis en usage.

L'avantage qu'il offre dans ce dernier cas, c'est de constituer un gaz très-énergiquement désinfectant, et cependant, dans une certaine mesure, respirable par la lenteur et la régularité de son dégagement; ce qu'on ne pourrait pas dire du gaz chlorhydrique, du gaz nitreux par exemple. Il est donc possible de désinfecter, par une action pour ainsi dire permanente et incessante, une salle de malades sans l'évacuer; seul, l'acide phénique pourrait, sous ce rapport, lui être comparé, si les propriétés antimiasmatiques des vapeurs phéniquées arrivaient, toutefois, à être définitivement démontrées.

Quoi qu'il en soit, c'est le chlorure de chaux que nous employons comme moyen de désinfection atmosphérique dans nos salles de blessés; seulement, notre procédé d'évaporation demande quelques explications de détail que nous nous réservons de fournir plus loin.

g. Arrivons à l'*iode*. L'iode est-il un véritable désinfectant?
Poser cette question, c'est dire déjà que les propriétés antiputrides de cet agent sont au moins contestables.

L'iode est bien évidemment un caustique, plus ou moins
énergique, suivant son degré de concentration, et, comme tel,
il produit sur les plaies des effets modificateurs très-rapides et
souvent des plus favorables. Certainement, en même temps
que les bourgeons charnus d'une plaie traitée par l'iode chan-
gent d'aspect, la suppuration ne peut manquer de se modifier
aussi, elle devient plus homogène, moins sanieuse ; toute odeur
disparaît. Dira-t-on pour cela que l'iode est un antiputride? On
le pourra certainement, si l'on ne considère que les effets ap-
parents du médicament; mais à ce compte tous les caustiques
seraient aussi des désinfectants, et il faut convenir que cette
classe d'agents thérapeutiques prendrait ainsi une extension
d'où ne pourrait résulter qu'une confusion regrettable.

Quoi qu'il en soit de cette façon d'envisager l'iode, nous devons ajouter que, même en admettant leurs propriétés antiseptiques, les diverses préparations iodées partageraient avec les
chlorures tous les inconvénients qui résultent d'une rapide volatilisation. Les combinaisons de l'iode avec les liquides, les
corps gras ou l'amidon, celles qui peuvent s'établir entre lui et
les matières organiques elles-mêmes sont d'une grande insta-
bilité, si bien que, l'iode se dégageant très-promptement de ces
combinaisons diverses, ses effets désinfectants ne pourraient
dans tous les cas se maintenir plus de quelques heures. En définitive, les reproches que, sous ce rapport, nous avons tout à
l'heure adressés aux chlorures s'appliqueraient tout aussi
bien à l'iode ; aussi n'insisterons-nous pas davantage sur ce
point.

Donc l'iode étant, comme le chlore, un topique essentiellement irritant et à la fois très-volatil, ne pourra guère être utilement employé non plus, et pour les mêmes raisons, en applications permanentes sur les plaies.

D'autre part, la sphère d'action des vapeurs iodées étant infiniment moins étendue et leur spécificité antimiasmatique étant
d'ailleurs fort contestable, l'iode ne pourra jamais remplacer le
chlore comme désinfectant atmosphérique.

Au résumé, ce corps reste, au point de vue des usages topiques, un modificateur très-utile des plaies ; agent énergique

sans doute, mais à courte portée et qu'on n'emploie avec un
réel succès qu'en badigeonnages et en injections.

h. Quant aux *acides* et aux acides minéraux puissants, en particulier, azotique, sulfurique et chlorhydrique, ils n'agissent
comme antiputrides qu'à condition de désorganiser les matières
organiques. Ce sont donc encore des caustiques, des modificateurs des plaies, mais non des désinfectants proprement dits.

Affaiblis, ce ne sont plus, à des degrés divers, que de simples excitants. Parmi les acides organiques, l'acide citrique
seul, ou plutôt le suc de citron, jouit, avec juste raison, d'une
certaine notoriété comme antiseptique; aussi y reviendrons-
nous plus tard à propos du phagédénisme, accident auquel il
s'adresse plus spécialement. Pour le moment, contentons-nous
de faire remarquer que le suc de citron ne doit peut-être en
réalité cette propriété exceptionnelle qu'aux huiles essentielles
qu'il contient.

i. Nous ne croyons pas pouvoir passer tout à fait sous silence
le *chlorure de sodium*.

Le sel marin en dissolution a fait le sujet d'un mémoire publié par le docteur Senné, dans le tome II du *Bulletin général
de thérapeutique* (1852).

Le docteur Dewandre, chef du service médical aux travaux
d'agrandissement d'Anvers, a repris cette étude dans une bro-
chure couronnée par la Société médico-chirurgicale de Liége,
en 1865 [1].

Le docteur Dewandre emploie l'*eau marinée* en applications
permanentes, à l'aide de charpie, compresses, à la dose de
100 grammes de sel pour 2 litres d'eau au début du traitement, et au bout de quelques jours, en solution concentrée.

Il constate les résultats suivants : disparition de toute odeur ;
rutilance du sang qui, de noirâtre qu'il était à la surface de la
plaie, s'oxygénise et prend une teinte vermeille ; sensation de
froid, de cuisson, de douleur légère ; la suppuration diminue
et devient de bonne nature ; bourgeonnement marqué de la
plaie, cicatrisation rapide. L'état local s'améliorant, l'appétit,
les forces renaissent.

Enfin, sur 400 blessés, parmi lesquels quelques grands

---

[1] *Du Chlorure de sodium dans le traitement des plaies en général* (*Bulletin
général de thérapeutique*, 1865, t. LX, p. 282).

opérés, un seul cas d'infection purulente ; jamais d'érysipèle, de ténanos, de pourriture d'hôpital ; et cela, bien que l'hôpital Pauwell soit placé dans les plus mauvaises conditions hygiéniques !

De telles conclusions ne laisseraient rien à désirer, sans aucun doute, si l'on pouvait être assuré de les voir toujours se reproduire. Mais c'est là précisément ce dont il est permis de douter quelque peu. Ici encore, peut-être a-t-on eu affaire à une série heureuse.

j. Malgré son action peu énergique, la *glycérine neutre* mérite à tout le moins une mention parmi les désinfectants. Dans son compte rendu sur le travail de M. Demarquay, M. le professeur Constantin Paul conclut ainsi : « Elle s'oppose (la glycérine) aux fermentations putrides ; et elle est, comme on dit aujourd'hui, un agent antizymotique, comme l'alcool, les sulfites, etc., c'est-à-dire comme tous les corps avides d'eau et d'oxygène[1]. »

Néanmoins, et quoi qu'on en puisse dire, l'action désinfectante de la glycérine est bien faible. Sans doute, elle dessèche le pus, en absorbant sa partie liquide, mais à la condition que le pus ne soit qu'en petite quantité, car la glycérine ne tarde pas à être saturée.

A vrai dire, c'est plutôt comme corps neutre, conséquemment sans effet irritant possible et en même temps comme topique entretenant une parfaite propreté autour des plaies, que la glycérine doit d'avoir échappé à la proscription générale qui, de nos jours, a frappé tous les corps gras, au milieu desquels d'ailleurs elle mérite à peine d'être placée.

k. Ce n'est pas sans motif que nous plaçons ici l'*alcool* à côté de la glycérine. Ces deux produits, qui se touchent par tant de côtés, agissent en effet l'un et l'autre en s'emparant avec avidité de l'eau contenue dans les corps avec lesquels ils sont en contact. Mais si, sous ce point de vue, on peut trouver encore, entre la glycérine et l'alcool une réelle similitude, ils se séparent entièrement sous le rapport de leur degré d'activité.

L'alcool, en effet, est non-seulement un coagulant et un astringent d'une grande énergie ; mais encore un véritable parasiticide. Seulement, il faut bien distinguer ici l'alcool pur, 80 à 90°, de l'alcool plus ou moins étendu, de l'eau-de-vie camphrée,

---

[1] *Gazette médicale*, 1868, p. 300.

par exemple, qui ne marque au plus que 56 à 60°, et parfois même beaucoup moins. Seul, l'alcool pur jouit d'un pouvoir coagulant, astringent et parasiticide incontestable. C'est par son action coagulante qui s'exerce, au maximum, au moment même de son application, que l'alcool pur oppose une barrière utile à l'absorption et détruit aussi très-sûrement tous les organismes inférieurs. Les ovules et les spores résistent, il est vrai, grâce au test qui paraît les recouvrir et les défendre, mais qu'importe, puisque leur développement n'est pas possible dans un milieu alcoolique?

Nous ne sommes plus en effet, à l'époque où, considérant le pus comme toxique par lui-même, on croyait démontrer irréfutablement les propriétés antiseptiques de l'alcool en constatant, avec Chédevergne, que le contact de ce liquide avec le pus, sur le porte-objet du microscope, suffit pour déformer les globules et amener leur dissociation granuleuse. Ce n'est pas dans les globules, nous le savons, que réside ici le danger.

Mais ce que nous venons de dire ne peut en aucune façon s'appliquer à l'alcool étendu. Celui-ci, au lieu de fermer les voies de l'absorption, semble les ouvrir plus largement au contraire. Les propriétés osmotiques de l'alcool dilué sont en effet très-nettement établies. Pour démontrer péremptoirement la chose, il suffirait de citer l'observation 4, page 15, du travail de M. Chédevergne[1]. Le malade opéré, dans le service de M. Nélaton, d'une vaste tumeur au mollet fut pansé avec de la charpie imbibée d'eau-de-vie camphrée. Ce pansement ayant été continué, des signes d'ébriété et même d'alcoolisme ne tardèrent pas à se manifester et persistèrent pendant quelques jours. Ils cessèrent, lorsqu'on diminua la quantité d'alcool, dont on consommait d'abord à peu près un demi-litre à chaque pansement. — Dans ce cas, l'alcool étendu pénètre donc par une véritable imbibition et, en même temps que lui, ne peuvent manquer de passer aussi les produits quels qu'ils soient avec lesquels il est mêlé, le pus plus ou moins altéré, par exemple.

Ceci posé, nous allons plus aisément nous rendre compte des effets thérapeutiques de l'alcool et des indications chirur-

[1] *Du Pansement des plaies chirurgicales et traumatiques par les pansements à l'alcool*, par Chédevergne (*Bulletin général de thérapeutique*, 1864, LXVIIe volume, p. 249).

gicales auxquelles il paraît plus particulièrement être appelé à satisfaire.

Sous la forme de vin, l'usage de l'alcool dilué paraît aussi ancien que la médecine. L'eau-de-vie elle-même fut, peu de temps après son invention, utilisée par Guy de Chauliac, par Ambroise Paré. Nos devanciers faisaient surtout un emploi fréquent de teintures alcooliques variées, dont les effets les plus importants étaient certainement attribuables, en majeure partie, à l'excipient.

Si maintenant nous nous reportons précisément à ce que nous venons de dire tout à l'heure, nous serons amené à établir que le vin, l'eau-de-vie ou les teintures diverses, l'alcool dilué en un mot, ne peuvent guère agir qu'à titre de simples excitants des surfaces traumatiques, mais nullement comme des antiseptiques. En facilitant l'endosmose, leur action devrait même être théoriquement considérée comme nuisible, lorsqu'elle s'exerce sur une plaie recouverte de pus contaminé. Sans aller néanmoins jusque-là, il est permis d'admettre que les avantages des pansements à l'eau-de-vie camphrée, préparation la plus habituellement employée pour l'usage externe, ne peuvent être qu'assez restreints, quoi qu'en aient pu dire, dans ces dernières années, MM. Batailhé et Guillet[1], Chedevergne[2], Gaulejac[3].

Lorsque M. Léon Le Fort[4], par exemple, a tout récemment recouvert les plaies d'une ou plusieurs compresses trempées dans un mélange d'eau et d'un dixième environ d'alcool ordinaire ou d'alcool camphré, le tout enveloppé d'une toile imperméable, nous ne pensons pas que les succès qu'il a obtenus s'éloignent beaucoup de ceux qui peuvent résulter du pansement à l'eau simple des Anglais (watter-dressing), ou du pansement *inévaporant* d'Amussat (fils).

Au reste, ce qui suffirait pour démontrer combien peu M. Le Fort lui-même paraît compter sur l'action antiseptique de l'alcool dilué, c'est précisément l'insistance très-grande qu'il met à remplacer par des compresses la charpie ordinaire des hôpitaux, qui peut être, dit-il, le réceptacle des germes infectieux.

[1] *Académie des sciences*, 16 août 1859.
[2] Cité plus haut.
[3] Thèse de Paris, 1854.
[4] *Gazette hebdomadaire*, n° 22, 3 juin, 1870, p. 558.

Si l'alcool dilué mettait à l'abri du développement de ces germes, nul doute que M. Le Fort ajoutât moins d'importance à ce détail.

Il n'en est plus de même lorsqu'on fait usage de l'alcool pur. Ici l'action : 1° astrictive sur les bouches vasculaires béantes ; 2° coagulante des matières albumineuses et consécutivement parasiticide, est chose incontestable. De plus, les effets sont rapides, on peut même dire instantanés. Seulement, l'alcool pur offre deux inconvénients dont il convient de faire la part : d'abord, son application est fort douloureuse et très-irritante. Nous avons vu, tout récemment, de nombreuses phlyctènes recouvrir les bords d'une plaie simple réunie par première intention et pansée à l'alcool pur. Ensuite, il dessèche les plaies suppurantes, affaisse les bourgeons charnus et semble entraver la cicatrisation. En effet, quand on poursuit pendant quelque temps le pansement à l'alcool, on s'étonne de voir une plaie d'un rouge vif, suppurant à peine, recouverte souvent d'une sorte de pellicule, ou du moins, de tractus blanchâtres, qui ne sont rien de plus que le résultat de la coagulation de l'exsudat albumineux ; on s'étonne, dis-je, de voir cette plaie si vermeille ne faire cependant aucun progrès vers la cicatrisation et rester ainsi indéfiniment stationnaire.

Cet effet antiplastique de l'alcool, malgré sa propriété coagulante, est, on peut le dire, hors de toute contestation. Les auteurs qui ont préconisé le plus chaudement ce mode de pansement en conviennent eux-mêmes ; et, pour notre part, cet inconvénient nous a paru assez fâcheux pour que, depuis longtemps, nous nous soyons déterminé à renoncer totalement à l'alcool employé en applications permanentes dans les cas de plaies qui suppurent.

En résumé, nous pensons, avec la généralité des chirurgiens, que l'alcool pur, par ses effets instantanément coagulants, astringents et parasiticides, convient parfaitement aux traumatismes accidentels ou chirurgicaux récents. Nous croyons qu'une lotion alcoolique largement pratiquée sur toute la surface et dans toutes les anfractuosités d'une plaie, au moment où elle vient de se produire, ou bien quelques heures après, constitue un moyen préventif excellent contre les accidents ultérieurs.

Nous pensons encore qu'après une réunion immédiate, l'ap-

plication d'un épais plumasseau de charpie alcoolisée (alcool
affaibli) sur la ligne de division des tissus, le tout recouvert
d'une toile imperméable, peut avoir une action protectrice
favorable. Mais là se bornent, pour nous, les indications de l'alcool, et dès que la plaie suppure, nous croyons qu'il faut se
hâter d'y renoncer et le remplacer alors par des moyens qui
empêchent l'altération du pus, mais sans supprimer sa sécrétion, ou, en d'autres termes, sans suspendre les fonctions de
la plaie, fonctions de physiologie pathologique indispensables
à l'accomplissement du phénomène de la cicatrisation.

1. *Goudrons de bois, de houille, et leurs dérivés.* Si l'on considère que l'étoupe goudronnée, que la suie elle-même n'agissent comme antiputrides que par les produits empyreumatiques
que ces matières renferment, on sera amené à admettre que
l'usage du goudron ou de ses similaires est fort ancien en chirurgie, au moins sous les deux formes que nous venons d'indiquer.

Cependant, il est bien certain aussi que le goudron n'a pris
son véritable rang parmi les topiques désinfectants que depuis
le jour où l'attention s'est dirigée vers le goudron de houille,
le *coaltar.*

Pour rendre possible l'application thérapeutique d'une matière semblable, il fallut nécessairement la décomposer, ou bien
la combiner à d'autres substances qui permissent de la transformer en poudre ou bien de lui donner une consistance aqueuse.

Parmi ces préparations, une de celles qui obtinrent le plus
de vogue fut la poudre de coaltar et de plâtre (1 à 5 pour 100)
dite poudre de Corne et Demeaux. Les célèbres expériences de
Velpeau à la Charité, en 1859, contribuèrent surtout à la populariser.

Plus tard, on eut l'heureuse pensée (Herpin de Metz) de remplacer le plâtre par le charbon. Cette nouvelle combinaison
produisit une poudre beaucoup plus active, par suite de la
propriété que possède le charbon d'éteindre le coaltar dans
une bien plus forte proportion (1 partie de coaltar dans 4 parties de poudre de charbon) que le plâtre ne peut le faire.

Dès 1850, M. Lebœuf, pharmacien à Bayonne, parvint, de
son côté, à l'aide de la teinture de saponine, à obtenir une
émulsion stable de coaltar, qui, expérimentée plus tard et en

premier lieu par le docteur Lemaire [1], ne tarda pas également
à se répandre dans la pratique.

Mais le goudron étant un produit essentiellement complexe,
on avait dû se demander tout d'abord auquel de ses éléments,
d'ailleurs si nombreux et si variés, se rattachaient ses effets
antiputrides. Ce fut là le problème que se posèrent successivement Runge, en Allemagne, dès l'année 1834, et Liebig dix
ans après; Calvert, de 1851 en 1855, en Angleterre, et enfin,
Lemaire en France. Ces savants démontrèrent que le goudron
est surtout désinfectant par l'acide phénique qu'il renferme.
Dès lors, les médecins expérimentateurs s'emparèrent de ce
dernier produit, l'acide phénique, et l'essayèrent sur une vaste
échelle, soit à l'intérieur, soit surtout en applications externes.

Passons maintenant en revue ces divers composés pharma-
ceutiques et chimiques qui dérivent du goudron minéral.

Nous n'avons pas l'intention de nous occuper longuement
de la poudre de Corne et Demeaux. Malgré le rapport favorable
de Velpeau, ce mélange a fini par disparaître, pour ainsi dire,
de la pratique chirurgicale, et non sans raison, comme on va
en juger. Cette épaisse couche de plâtre, dont on recouvrait
ainsi les plaies, constituait, en effet, un pansement essentiellement lourd, fatigant et offensif, qui ne pouvait d'ailleurs être
utilisé que pour les plaies superficielles; celles qui sont profondes, anfractueuses ou fistuleuses, échappant nécessairement à son application. D'autre part, par son imperméabilité,
le plâtre, à demi durci, formait une carapace que le pus ne tra-
versait en aucune façon. Enfin, et ce n'était pas là la moindre
imperfection de ce moyen, la poudre de plâtre et de coaltar, ne
pouvant contenir que trois parties tout au plus de goudron
minéral, devait nécessairement ne renfermer qu'une proportion
relativement très-faible d'acide phénique, seul principe actif
du coaltar; donc, effet désinfectant à peu près insignifiant. Et
d'ailleurs, l'insolubilité du plâtre dans l'eau ne devait-elle pas
empêcher le coaltar, ainsi uni au plâtre, d'agir sur le pus, avec
lequel il ne peut alors se mêler en aucune façon?

Ces quelques mots nous paraissent suffire pour fixer l'opinion
d'une manière définitive au sujet de la poudre de Corne et Demeaux.

[1] *Du Coaltar saponisé*, par J. Lemaire, 1860.

Après cette courte appréciation du plâtre coaltaré, le moment serait venu de nous occuper du charbon coaltaré et aussi du coaltar saponiné de Lebœuf. Mais ces produits constituant la base même de notre mode de pansement désinfectant, nous croyons, pour éviter des redites, devoir reporter un peu plus bas les détails qui concernent ces deux préparations.

Reste donc l'acide phénique, c'est-à-dire l'agent prépondérant, le principe désinfectant lui-même. Ici, nous sentons le besoin d'être un peu plus explicite. D'autant que tout ce que nous allons dire se rapportera également à la poudre de charbon et de coaltar, ainsi qu'au coaltar saponiné, qui, sous le rapport de leurs propriétés antiseptiques, ne sont, l'un et l'autre, que des dérivés de l'acide phénique.

L'*acide phénique* peut être considéré comme le type des antiseptiques directs ; c'est aussi l'un des antidotes les plus sûrs de toute putridité ; en d'autres termes, il détruit, avant ou après leur développement, les organismes inférieurs, causes de la fermentation putride : germes et vibrioniens, sporules et microphytes. Mais, d'autre part, il ne paraît avoir aucune action sur les produits chimiques de la fermentation établie : gaz miasmatiques de nature diverse.

En ce qui concerne les propriétés parasiticides de l'acide phénique, les expériences de Lemaire, Dumas, Chevreul, etc., ne laissent pas le moindre doute. Quant aux gaz fétides, les expériences de M. Payen[1] viennent, on le sait, de démontrer tout récemment encore, qu'ils ne peuvent être, tout au plus, que masqués par l'odeur propre aux vapeurs phéniquées.

De ce que nous venons de dire il résulte donc que l'acide phénique peut être considéré comme une substance congénère de l'alcool et totalement différente du chlore. Comme l'alcool pur, il est destructeur des organismes inférieurs, tandis que, contrairement au chlore, il reste entièrement impuissant contre les gaz ammoniacaux et sulfurés, si sûrement et si rapidement détruits par les préparations chlorées. S'il fait disparaître les odeurs putrides, c'est uniquement en les masquant ou en prévenant leur formation par la destruction des microphytozoaires.

Cette propriété toxique si énergique et si bien établie de l'acide phénique contre les agents zymosiques était trop pré-

---

[1] *Archives générales de médecine*, 1870, p. 563.

cieuse pour qu'on ne songeât pas à la mettre à profit. Voyons quel parti on en a tiré dans le domaine chirurgical.

Le mot d'acide carbolique se confond, pour ainsi dire, avec le nom de Lister. C'est en effet Lister, de Glascow, qui, plus que personne, a persévéré dans l'emploi de cet agent et a insisté sur les avantages qu'on peut en retirer.

Le pansement dit de Lister, ou à l'acide carbolique, publié dès 1869 dans la *Gazette des hôpitaux*[1], a subi depuis, de la part de son inventeur, diverses modifications, résultat nécessaire du temps et de l'expérience.

La pratique actuelle de Lister a été décrite tout récemment dans le Traité de chirurgie de Holmes. Ce chapitre, très-intéressant, traduit par M. Terrier, vient d'être inséré dans les *Archives générales de médecine*[2]. Nous serons très-bref sur ce sujet, renvoyant au besoin au recueil que nous venons de citer, où l'on trouvera d'ailleurs tous les éclaircissements désirables.

Avant tout, Lister paraît compter particulièrement sur l'action parasiticide, à distance, de l'acide carbolique, action due aux vapeurs que cet acide dégage. Il est bon de remarquer à ce propos que cette opinion, si affirmativement établie par Lister, est loin cependant d'être encore admise sans conteste. Voici, par exemple, comment s'exprime le docteur Ernest Labbée, dans son excellent travail sur l'acide phénique[3] : « L'acide phénique peut-il rendre des services pour assainir les milieux viciés, les casernes, les salles d'hôpital, etc? C'est encore à démontrer; jusqu'ici c'est en vertu de vues théoriques qu'il a été appliqué, plutôt que d'après des vues pratiques bien rigoureuses. Et, sans dire qu'il est inutile, je n'ose affirmer qu'il ait même une action assez restreinte. »

Il est bien évident que si ce doute de M. Labbée se transformait en certitude, la plus grande partie des vues théoriques sur lesquelles repose la méthode de Lister se trouveraient singulièrement ébranlées.

Quoi qu'il en soit, examinons le plus rapidement possible de quelle façon Lister procède à son pansement.

[1] *Pansement des grandes plaies par les préparations phéniquées* (méthode de Lister), *Gazette des hôpitaux*, 1869, n° 118.
[2] *Archives générales de médecine*, novembre 1871, p. 603.
[3] *Archives générales de médecine*, octobre 1871, p. 466.

Le chirurgien anglais distingue trois cas différents, qui exigent des modifications dans le procédé :

1° Quand on a affaire à une plaie accidentelle, un certain nombre des germes qui flottent dans l'atmosphère s'étant indubitablement déposés à la surface de la solution de continuité, il faut nécessairement, et avant toute autre chose, détruire ces germes par des lotions avec une solution aqueuse d'acide phénique saturée au 20°.

2° Quand il s'agit de pratiquer une opération chirurgicale sur une partie dont les téguments sont intacts, alors les plus minutieuses précautions sont indispensables pour éviter précisément l'abord des *germ-poison*. Tout ce qui, de près ou de loin, doit servir à l'opération ou au pansement doit être désinfecté par des lotions ou des onctions phéniquées : éponges, mains de l'opérateur et des aides, instruments divers. De plus, l'opération doit être faite au milieu d'une sorte de brouillard dû à la pulvérisation d'une dissolution phéniquée au 40°. Les ligatures de cordes de boyau ou de soie seront elles-mêmes rendues antiseptiques par leur imbibition préalable dans l'huile phéniquée. Dans de telles conditions, Lister a constaté qu'on peut laisser impunément les fils à ligature dans les chairs; ils seront résorbés rapidement et sans accidents inflammatoires d'élimination.

L'opération terminée, on procède au *pansement proprement dit.* Celui-ci consiste dans l'application de ce que Lister appelle sa gaze antiseptique. C'est un tissu de coton, assez lâche pour être facilement perméable au pus; imprégné d'une mixture d'acide carbolique 1 partie, de résine 5 parties et de paraffine 7 parties. Ce mélange est ainsi combiné afin de fixer, par la résine, l'acide carbolique, de ralentir son évaporation et maintenir de cette façon autour de la plaie une atmosphère antiseptique destinée à préserver des germes extérieurs. Huit couches de cette gaze antiseptique sont successivement appliquées; le tout est recouvert d'une toile imperméable.

Tant que la suppuration est abondante, on doit changer chaque jour le pansement, mais toujours au milieu de l'atmosphère isolante de solution phéniquée pulvérisée. A mesure que la quantité de pus diminue, les pansements doivent être de plus en plus éloignés.

3° Enfin, lorsque la plaie est en voie de cicatrisation, il devient alors indispensable de la protéger contre l'agent antiseptique lui-même qui, suivant les propres expressions de Lister[1], *est nuisible au point de vue de l'influence directe qu'il exerce sur les tissus.*

En effet, « l'acide carbolique, continue Lister, agit avec une énergie particulière sur la cuticule, et alors même qu'il est trop dilué pour produire des excoriations, on doit dire qu'il détruit l'épiderme sain et qu'il empêche la formation des jeunes cellules d'épithélium. » Aussi, « lorsque l'acide carbolique est en contact direct avec les parties périphériques de la plaie, on observe un retard dans la cicatrisation. »

« Il devient donc, en pareil cas, indispensable d'interposer entre les parties qu'il faut défendre et la gaze antiseptique, cause de cette action irritante et destructive, une couche de substance imperméable; et, ajoute encore Lister, l'activité de l'acide phénique est telle qu'il est *quelque peu difficile de trouver*, pour remplir cet office, *un protecteur efficace.*

Grâce à toutes ces précautions, à tous ces soins, le malade serait préservé, d'après Lister, « des risques de la pyohémie, de l'érysipèle, de la gangrène d'hôpital, de la nécrose, de l'ostéomyélite, et enfin de l'épuisement résultant d'une suppuration profuse. »

Nous allons dans un moment discuter, les faits à la main, cette dernière appréciation si favorable de l'auteur anglais. Avant d'en venir là, essayons de juger le moyen en lui-même en nous basant sur notre expérience personnelle et sur les aveux mêmes de l'inventeur.

L'acide phénique constitue à l'état de pureté un produit caustique; à l'état de dissolution, il conserve encore des propriétés fort irritantes, à moins que les dilutions ne soient portées à un degré très-élevé. Ceci est un fait des moins contestables et que, d'ailleurs, comme nous venons de le voir, Lister lui-même est bien loin de nier. Au surplus, pour s'en convaincre personnellement, on n'aurait au besoin qu'à laisser tomber sur le bout de sa langue une goutte de cette dissolution au 40e que Lister conseille d'employer en pulvérisation; on constatera une sensation de picotement, de chaleur vive et presque de brûlure, qui ne laissera aucun doute dans l'esprit de l'expérimentateur.

---

[1] *Archives générales de médecine*, novembre 1871, p. 613.

Pour corroborer l'opinion que nous exprimons ici, nous pourrions ajouter encore les résultats de notre premier essai, fait dès 1869, époque où la *Gazette des hôpitaux* mentionna le nouveau pansement. La mixture phéniquée, préparée suivant la formule indiquée alors par l'inventeur, fut appliquée chez un malade de l'hôpital maritime de Toulon, atteint d'une plaie contuse de la face antérieure de la jambe droite, sans aucune complication. Des accidents inflammatoires très-accentués nous obligèrent à renoncer promptement à cette tentative.

Des complications de ce genre ne peuvent manquer de se produire fréquemment. Ce n'est donc pas sans de sérieux motifs que Lister lui-même conseille l'interposition d'une couche protectrice, *d'un protecteur efficace*, entre les chairs et sa gaze antipseptique.

Mais cette même couche imperméable, en séparant ainsi la plaie de l'emplâtre carbolique, et en supprimant par conséquent l'action directe de l'antiseptique sur cette plaie, n'exposera-t-elle pas, d'autre part, le chirurgien à voir échouer tout son système, en apparence si bien combiné, de moyens préventifs? En effet, qu'un seul germe-ferment ait échappé, dans les anfractuosités des surfaces traumatiques, à l'action toxique de la lotion phéniquée, et sous ce protecteur *aseptique*, mais nullement *antiseptique*, tout peut être remis en question, ou plutôt, l'échec est indubitable.

C'est même la pensée qui vient tout naturellement à l'esprit quand on voit M. Lister insister avec une sorte d'opiniâtreté sur les soins antiseptiques préventifs, si multipliés et si minutieux que, d'après lui, sa méthode exigerait absolument. Une seule de ces précautions omise, tout, d'après lui, peut être compromis. Ne serait-ce pas que l'auteur veut ici se donner vis-à-vis de lui-même une explication, très-consciencieuse sans doute, bien qu'en partie erronée, du résultat négatif que son mode de pansement doit parfois fatalement entraîner, même dans ses propres mains?

D'ailleurs, de l'aveu même de Lister, il est des cas où la désinfection d'une plaie, la destruction des ferments qu'elle contient devient chose impossible à l'aide des simples lotions phéniquées. C'est lorsque la surface traumatique présente des anfractuosités, des diverticules, des trajets fistuleux que ces lotions ne sauraient atteindre. Le chirurgien d'Édimbourg conseille alors les injections caustiques de Campbell avec le chlorure de zinc, dans la proportion de 40 gr. pour une once d'eau. De ceci il résulte, à tout le moins, que le pansement phéniqué ne peut pas être considéré comme une méthode générale applicable à tous les cas indistinctement.

En définitive, ce qui est également bien certain, c'est que les chirurgiens anglais eux-mêmes sont loin encore de paraître convaincus des avantages de la méthode nouvelle, M. Lister ayant rencontré les opposants les plus formels précisément parmi ses compatriotes.

Au reste, cette incertitude qui persiste dans beaucoup de bons esprits, au sujet de l'appréciation que mérite le pansement par l'acide phénique, s'explique par des considérations d'un ordre plus prépondérant et plus irréfutable que les raisonnements précédents : nous voulons parler des résultats fournis par la statistique. Pour juger le pansement de Lister en dernier ressort, il suffira en effet de relater le fait suivant : « A l'hôpital de Glascow, avant l'emploi de la méthode Lister, on comptait 41 décès sur 126 amputations, soit :: 1 : 3; depuis son introduction, sur 83 amputés, on compte 30 morts, soit :: 1 : 2,5[1]. »

DEUXIÈME PARTIE
DE NOTRE MODE DE TRAITEMENT DES PLAIES.

Nous bornerons ici cet exposé, fort incomplet sans doute, des divers modes de pansement des plaies et des principaux agents qu'on a dirigés jusqu'à ce jour contre la cause, de beaucoup la plus générale, sinon unique, des accidents traumatiques, la septicité. Ces moyens anti-infectieux ou désinfectants, que nous venons de passer en revue, nous permettent, ainsi que nous l'avons vu, de nous approcher plus ou moins du but : la guérison des plaies sans complication d'accidents graves. Mais ce but a-t-il été véritablement atteint? Quand on consulte impartialement les faits, il est permis, je crois, de répondre à cette question par la négative. Au reste, il n'y pas lieu de s'étonner de l'insuffisance des résultats obtenus, quand on se rend bien compte de l'extrême difficulté du problème à résoudre, des mille faces sous lesquelles ce problème s'offre à nous, et aussi

[1] *De l'Acide phénique,* par le docteur Ernest Labbée (*Archives générales de médecine,* octobre 1871, p. 468).

des nombreuses lacunes que présente, encore aujourd'hui, la science, sur les points les plus importants se rattachant à ce sujet.

Certainement, il n'est pas un seul chirurgien qui n'ait bien des fois dirigé toute son attention sur la question si grave qui nous occupe, ne fût-ce que pour faire un choix raisonné entre les moyens très-divers, parfois même diamétralement opposés, que lui offrait la thérapeutique. Et nous pouvons même aller jusqu'à avancer, sans crainte d'être contredit, qu'il n'est pas un seul d'entre nous qui n'ait sa méthode ; ou plutôt sa manière particulière de traiter les solutions de continuité. Cette dernière considération sera notre excuse. Nous aussi, nous avons eu bien des fois l'occasion de réfléchir sur ce sujet capital, et bien que nous n'ayons, à vrai dire, rien inventé en ce point, cependant nous avons fini par nous arrêter, depuis longtemps déjà, à un ensemble de moyens dont les résultats nous ont paru assez favorables pour que, après une expérience de plus de dix années, nous croyions devoir les publier aujourd'hui.

Je le répète, notre mode de pansement n'est nullement nouveau ; il se rapproche même très-sensiblement de celui que M. Léon Le Fort a publié tout récemment dans la *Gazette hebdomadaire* et que j'ai eu l'occasion de signaler plus haut.

Au surplus, au point où l'art chirurgical en est arrivé aujourd'hui, relativement aux pansements des plaies, nous pensons qu'il est moins nécessaire d'innover que de savoir utiliser et combiner les moyens déjà connus. C'est là précisément ce que nous avons essayé de faire. La suite de ce travail démontrera si nous y avons réussi.

A. — Des indications des plaies, telles que nous les comprenons.

Toute plaie, si peu étendue qu'elle soit, constitue, nous venons de le dire, un problème pathologique et thérapeutique très-complexe ; aussi, notre conviction est-elle que les moyens curatifs doivent forcément être nombreux et variés. Si l'antisepticité constitue l'indication prédominante, gardons-nous de croire, en effet, que tout sera dit, lorsque nous y aurons satisfait. D'autres nécessités presque aussi impérieuses s'imposeront encore au praticien. En tête de ces conditions de tout traitement rationnel, nous placerons :

1° L'inflammation à prévenir, à combattre ou plutôt à modérer ;

2° La circulation à régler, par une position convenable ;

3° Le repos, l'immobilité de la partie, à assurer ;

4° L'immutabilité du pansement, sa rareté, son unicité à obtenir, si c'est possible ;

5° La surveillance de la plaie à exercer ; le traitement chirurgical, disons mieux, *opératoire*, à effectuer, quand la chose devient nécessaire ;

6° L'accès de l'air à empêcher et en même temps l'accumulation du pus à prévenir.

C'est précisément parce que les divers modes de pansement que nous avons examinés jusqu'ici ne remplissent pas toutes ces conditions à la fois, ou du moins qu'ils ne les remplissent pas toutes au même degré et d'une manière suffisante, c'est pour cela surtout qu'aucun d'eux n'a obtenu encore l'assentiment général. Chaque chirurgien, plus particulièrement frappé de certains *desiderata*, a, par cela même, adopté de préférence telle ou telle pratique ; mais, nous le répétons, aucune méthode ne s'est présentée encore avec un ensemble de moyens assez bien combinés pour entraîner toutes les convictions.

B. — Par quels moyens cherchons-nous à satisfaire à cette indication primordiale des plaies : s'opposer à la septicité ou la combattre ? — ou de notre pansement antiseptique par le coaltar et le charbon.

Une des premières difficultés à surmonter est celle-ci : trouver un pansement qui soit à la fois un antiseptique sûr et un émollient, un anti-infectieux et un anti-inflammatoire.

La plupart des désinfectants, en effet, sont en même temps des agents plus ou moins irritants ; nous venons de le constater tout à l'heure. Il n'en est qu'un peut-être, parmi les antiseptiques dont l'efficacité n'est pas douteuse, qui fasse exception à cette règle générale : c'est le *coaltar saponiné*. Et c'est là qu'il faut voir la raison principale qui nous a porté à choisir de préférence l'émulsion coaltarée.

I. *De l'émulsion au coaltar saponiné.* — Faisons avant tout connaître la formule de cette préparation : on commence par préparer d'abord la *teinture alcoolique de saponine* en chauffant à l'ébullition : 2,000 grammes d'écorce de Panama (*quillaya saponaria*), dans 8 litres d'alcool, à 90° et filtrant ensuite.

Ceci fait, on obtient la *teinture de coaltar saponiné*, en mêlant par une seconde opération : goudron de houille, 1,000 grammes, dans 2,400 grammes de teinture alcoolique de saponine.

Il ne reste plus alors qu'à faire digérer ce mélange au bain-marie pendant huit jours, en agitant de temps en temps et filtrant.

Cette teinture mêlée à l'eau dans la proportion d'un cinquième constitue l'émulsion-mère, qu'on peut étendre, selon les besoins, de 2, 3, 4 parties d'eau. De là, l'émulsion dite au dixième, au quinzième, au vingtième, par exemple. On pourrait aussi remplacer l'eau de cette émulsion par de la glycérine.

Rappelons maintenant, en quelques mots, l'histoire et les principales propriétés du coaltar saponiné.

Inventée par Le Beuf de Bayonne, vulgarisée par les essais et les publications de Lemaire[1], l'émulsion de coaltar obtenue à l'aide de la teinture de saponine, ne tarda pas à être appréciée et on la vit passer successivement dans la pratique de chirurgiens dont l'opinion fait justement autorité dans la science. Contentons-nous de citer, à ce propos, les noms de M. Broca et d'Adolphe Richard.

Le coaltar saponiné n'eut pas de peine à faire oublier la vogue d'un jour dont avait joui la poudre de Corne et Demeaux : il se présentait, en effet, avec des avantages qu'il était impossible de méconnaître. A la fois, ainsi que nous venons de le dire, antiseptique puissant et nullement irritant, il était de plus d'un usage commode, sans odeur forte, et, enfin, d'un prix relativement peu élevé.

Avant tout, il convient de démontrer toutes les garanties que peut fournir le coaltar saponiné, comme désinfectant.

Ces garanties ressortent de sa composition même, l'émulsion saponinée contenant une proportion de 20 pour 100 des principes actifs du goudron. Elles sont basées, en outre, sur les expériences, d'ailleurs si probantes, relatées dans le consciencieux travail de M. Lemaire, travail déjà cité et auquel nous allons ici même faire quelques utiles emprunts.

M. Lemaire, par exemple, a mêlé dans un même bocal, 30 grammes de teinture de coaltar saponiné à 600 grammes de sang de bœuf, le plus putrescible, on le sait, de tous les liquides organiques. Au bout de six mois, le contenu de ce

---

[1] Ouvrage cité, 1860.

bocal, mal fermé avec intention, n'offrait aucun trace d'altération.

De ce fait seul, il est permis d'arguer que le coaltar saponiné s'oppose absolument au développement des germes-ferments, et qu'il constitue conséquemment un antiputride des plus sûrs.

Le coaltar saponiné peut-il être considéré en même temps comme un désinfectant, comme un destructeur des gaz fétides? M. Lemaire tend évidemment à l'admettre, et cependant il faut convenir que ses démonstrations sont, sous ce rapport, un peu moins péremptoires qu'en ce qui a trait à l'action parasiticide de la préparation Lebeuf.

Ainsi, M. Lemaire ayant additionné d'une certaine proportion de son émulsion, des matières variées, arrivées à un état de fermentation putride très-avancé, et répandant une odeur des plus insupportables, a constaté une modification, une diminution dans les émanations odorantes ; mais toujours il est obligé de convenir que l'odeur putride n'avait pas entièrement disparu. 'Chose remarquable, si le vase était bouché, l'odeur fétide paraissait se maintenir; si le mélange, au contraire, était laissé à l'air libre, toute mauvaise odeur ne tardait pas à disparaître.

Pour nous, ce dernier détail serait une preuve de plus de la propriété du coaltar saponiné comme parasiticide et une nouvelle raison de douter de son action désinfectante. Il nous semble évident, en effet, que, dans l'expérience précitée, si l'odeur de pourriture disparaît en vase ouvert, cela ne peut tenir qu'à ce que les gaz fétides, non attaqués par le coaltar, puisqu'ils persistent en vase clos, s'étaient dégagés à l'air libre, et que, d'autre part, le coaltar ayant exercé ses effets destructeurs sur les vibrions, bactéries, ou autres microzoaires, toute fermentation putride avait cessé, et, conséquemment, les produits gazeux n'avaient pu se reproduire. D'où, disparition absolue de toute odeur.

Au résumé, de ce qui précède, nous concluons que, s'il est permis de rester dans l'incertitude relativement aux effets directs du coaltar sur les gaz, il n'en saurait être de même à l'égard de ses propriétés parasiticides ; et nous savons que ces dernières propriétés sont de beaucoup les plus importantes, puisque, bien qu'indirectement, elles n'exercent pas moins leur influence sur les gaz fétides, en empêchant ou arrêtant la putréfaction, c'est-à-dire la cause même de la formation de ces gaz,

Qnant à la question de savoir quels sont les éléments qui, dans l'émulsion au coaltar, agissent comme antiputrides, noûs nous contenterons de citer en première ligne l'acide phénique et la benzine [1], en y ajoutant aussi, mais pour une moindre part, la naphtaline. Seulement, faisons remarquer que la teinture de coaltar saponiné, sous forme d'émulsion-mère, pure ou même étendue de deux, trois ou quatre fois son poids d'eau, contient encore une très-notable proportion d'alcool, une proportion qui peut s'élever fort au-dessus de celle qu'emploie, par exemple, M. Léon Le Fort dans son pansement, où l'eau-de-vie camphrée est diluée au 10me; tandis que l'émulsion-mère contient un 5me d'alcool à 90°.

Donc, dans l'action de l'émulsion coaltarée, il convient de ne pas négliger les effets astringents, coagulants et peut-être même, à un certain degré, antiputrides, de l'alcool, bien que ce liquide soit ici à l'état de mélange avec une certaine proportion d'eau; ce qui, nous l'avons dit, modifie notablement ses propriétés.

Ajoutons encore que l'émulsion saponinée, agissant à la manière des savons, dissout les corps gras qui peuvent salir et irriter les bords d'une solution de continuité. Aussi les environs d'une plaie pansée au coaltar saponiné se maintiendront-ils toujours dans un état de parfaite propreté.

Maintenant que nous avons fait connaître la nature et les propriétés topiques de l'agent qui constitue la principale base de notre mode de pansement, le moment est venu de décrire ce pansement lui-même.

II. *Description de notre pansement.* — En premier lieu, nous croyons devoir faire connaître notre sentiment sur le degré d'importance des soins préventifs à prendre contre l'accession des germes, soins qui sont considérés comme d'une si absolue nécessité aux yeux de bon nombre de chirurgiens et en particulier de Lister, de M. Alph. Guérin, sans omettre les plus célèbres ovariotomistes, parmi lesquels nous citerons MM. Kœberlé et Péan.

Si l'exemple de ces chirurgiens si autorisés n'a pas suffi pour

[1] Ne pas oublier que, l'acide phénique et la benzine étant volatils, si l'on veut que l'émulsion coaltarée conserve toutes ses propriétés désinfectantes, il est indispensable de conserver l'émulsion-mère dans des flacons bien bouchés.
Même remarque à faire pour la poudre de charbon et de coaltar.

entraîner notre conviction, c'est que, la pratique déjà ancienne
de notre pansement, antérieure à l'époque où les idées auxquelles nous faisons allusion se sont répandues dans le monde
chirurgical, ne nous a pas démontré qu'il fût réellement indispensable de se soumettre à des précautions de ce genre. En
définitive, nous n'avons jamais fait usage de vapeurs parasiticides quelconques, nous n'avons pas songé davantage à désinfecter nos instruments et nos mains autrement que par les
soins de propreté ordinaire; nous avons toujours procédé à
nos pansements dans les salles communes, et, malgré toutes
ces omissions, il ne nous a pas paru que nos blessés s'en soient
jamais plus mal trouvés.

Dans cet ordre d'idées, nous devons ajouter néanmoins qu'assez habituellement, surtout après les amputations, nous sacrifions volontiers à cet usage généralement adopté, qui veut qu'on
lotionne largement à l'alcool pur la surface de la plaie. Ce lavage, exécuté le plus souvent pendant les derniers moments du
sommeil chloroformique, passe inaperçu pour le malade, si
même il n'a pas, dans le cas contraire, l'avantage d'agir comme
un excitant utile et opportun. Dans tous les cas, nous ne voyons
à cette alcoolisation de la plaie que des avantages : astriction
des vaisseaux béants, coagulation des produits albumineux de
la surface traumatique, d'où occlusion momentanée des voies
de l'absorption; et enfin, effet destructeur sur les germes-con-
tages.

L'eau de Pagliari, astringent plus hémostatique que l'alcool
et dont les effets antiseptiques ne sont peut-être pas moins
sûrs, pourrait quelquefois remplacer utilement ce dernier. Ce
n'est pas sans motifs que M. Sédillot le recommande avec tant
d'insistance après ses opérations d'évidement des os, dans ces
plaies profondes, anfractueuses et saignantes, où se trouvent
réunies au plus haut degré toutes les conditions les plus assu-
rées de putridité.

Ce premier soin accompli, procédons au pansement proprement dit.

Considéré d'une manière générale, notre pansement se com-
pose : 1° d'une forte couche de poudre de charbon et de coaltar.
2° De gâteaux très-épais de charpie pénétrée de charbon coaltaré, de compresses nombreuses et superposées, le tout largement
arrosé d'émulsion tiède de coaltar au 10me (mélange de la solu-

tion-mère au 5me, avec quantité égale d'eau). — C'est là notre antiseptique, et secondairement notre désinfectant; c'est là aussi notre *absorbant*. — 3° D'une pièce de taffetas imperméable très-léger, devant toujours largement dépasser les bords des pièces de linge sous-jacentes; cette toile imperméable représente notre isolant, notre *inévaporant*. 4° D'une simple bande ou longuette, employée à titre de moyen contentif.

Arrivant maintenant aux détails, faisons connaître les variantes qui peuvent s'imposer à notre façon de procéder, selon les cas particuliers. A ce propos, nous allons décrire séparément notre mode de pansement suivant qu'il s'agit : — *a.* d'une plaie simple réunie par première intention; — *b.* d'une plaie contuse, avec perte de substance, plaie qui suppure ou doit suppurer; d'un ulcère quelle que soit sa cause; — *c.* d'un moignon résultant d'une amputation.

a. *Pansement d'une plaie simple réunie par première intention.* — Quand il s'agit d'une plaie par instrument tranchant, simple, nette, peu profonde, ne présentant aucune complication, notre pansement à la fois parasiticide, c'est-à-dire antiputride et humide, c'est-à-dire émollient, nous paraît moins absolument indiqué que dans tout autre cas. Après avoir lotionné antiseptiquement par l'alcool et avoir réuni par les moyens convenables, il nous arrive, si nous ne croyons pas devoir recourir à l'occlusion hermétique par le collodion, il nous arrive d'utiliser l'ouate de M. Alp. Guérin ou bien l'alcool camphré de M. Le Fort, et nous convenons volontiers que, dans des cas semblables, ces procédés nous ont souvent parfaitement réussi.

Ici, en effet, la simplicité de la plaie, rendant le mouvement congestif et consécutivement inflammatoire (*inflammation de cause subjective*) moins à craindre, l'effet antiphlogistique d'un pansement humide est aussi moins nécessaire. Conséquemment, le coton peut suffire, à la condition cependant que l'alcool ait détruit la vitalité de tous les germes en contact. Dans le cas contraire, la plaie fatalement suppurera, et l'on en sera réduit à remplacer le coton ou l'alcool étendu par le cataplasme antiseptique ou charpie carbonifère coaltarée, c'est-à-dire à revenir à notre procédé. Peut-être même serait-il en définitive plus convenable, puisque ce serait plus sûr, de commencer toujours par là.

b. *Pansement des plaies qui suppurent ou doivent suppurer.* — C'est à propos des solutions de continuité qui suppurent ou doivent suppurer que nous décrirons plus particulièrement notre mode de pansement. Ces plaies sont, en effet, de beaucoup les plus communes, et aussi celles où notre façon d'agir nous a paru répondre le mieux aux indications posées.

Prenons pour exemple une plaie contuse choisie parmi les plus compliquées : plaie de balle, plaie avec fracture d'un os des membres; plaie pénétrante d'une articulation; plaie par écrasement des extrémités. En face de ces divers cas, tous fort graves, alors, bien entendu, que toute tentative de sous-cutanisation collodionnée est chose absolument contre-indiquée, voici quelle sera notre conduite :

Après avoir ramené la lésion à son plus grand état de simplification possible, par l'arrêt de l'hémorrhagie, l'extraction des corps étrangers ou esquilles jouant ce rôle, l'excision ou la résection des chairs, des tendons ou des extrémités osseuses à sacrifier; enfin, après avoir lotionné largement à l'alcool pur toute la surface traumatique, après avoir rapproché ou plutôt maintenu par quelques points de suture ou mieux par quelques bandelettes agglutinatives, les lèvres de la plaie, non pas dans un contact forcé, mais seulement dans une bonne situation réciproque; nous procédons à notre pansement de la façon suivante :

1° Nous recouvrons toute la surface atteinte, y compris les bords de la plaie et même les parties voisines, d'une couche de poudre de charbon coaltaré, de 1 ou 2 millimètres au moins d'épaisseur.

Cette poudre est un composé de quatre parties de charbon de bois léger et d'une partie de coaltar Ce mélange, recommandé par Herpin (de Metz), a été utilisé, tout récemment encore, pendant les tristes événements de la dernière guerre. La recette de ce mélange a été publiée, dans l'hiver de 70-71, par M. Magnes-Lahens, pharmacien à Toulouse. Par un battage suffisamment prolongé, avec un pilon à large tête, du charbon et du coaltar, dans les proportions indiquées par M. Magnes, on arrive à incorporer entièrement les deux substances et à en faire une poudre très-fine, parfaitement sèche et d'un bon usage.

En somme, on comprend que par les propriétés absorbantes si énergiques du charbon, et par la très-forte quantité relative dé coaltar contenu, ce mélange représente un corps en même temps très-sûrememt désinfectant et très-efficacement antiseptique. Il remplit donc à la fois les deux plus précieuses indications.

Seulement, il faut avoir le plus grand soin de conserver la poudre de coaltar carbonifère en vases parfaitement clos, et même de la préparer, autant que possible, au fur et à mesure des besoins. Il ne faudrait pas, en effet, s'exposer à employer une poudre dont le charbon aurait pu, à l'air libre et principalement dans nos salles d'hôpital, se charger déjà de gaz méphitiques et dont le coaltar aurait, de son côté, perdu quelque chose de sa propriété parasiticide par la volatilisation d'une partie de son acide phénique ou de sa benzine.

La manière la plus commode de répandre la poudre carbonifère sur la surface de la plaie est encore de la jeter, sous forme de nuage, à l'aide d'une sorte de poudrière, qu'il sera très-aisé de confectionner extemporanément avec un flacon dont la large ouverture sera occupée par une feuille de parchemin perforée à l'emporte-pièce.

Cela fait, la plaie, ainsi que toutes les parties voisines, à une distance qu'il vaut mieux exagérer que restreindre, est recouverte d'une couche épaisse de charpie préalablement pénétrée de la poudre au charbon coaltaré.

Pour que cette pénétration de la charpie par le charbon soit aussi intime que possible, voici le procédé que nous conseillons :

D'abord, la charpie ne sera, autant que possible, ni trop grossière, ni surtout humide. Ce sont là les seules conditions désirables ; car avec nos moyens antiputrides, nous croyons pouvoir nous affranchir d'un choix plus rigoureux sous ce rapport. En supposant, en effet, que la charpie de nos salles soit déjà infestée de germes, notre mode de pansement suffit pour les détruire ou en empêcher, à coup sûr, le développement ; aussi n'avons-nous jamais jugé nécessaire de proscrire la charpie ordinaire, pour nous contenter de simples compresses, avec M. Léon Le Fort, ou pour exiger une charpie aussi vierge de tout contage que le coton fraîchement déballé hors de la salle commune, suivant les prescriptions de M. Alp. Guérin[1].

---

[1] Je me propose, à la première occasion, de remplacer la charpie par de l'étoupe goudronnée convenablement cardée. Cette étoupe, dite ae calfat, a été déjà employée en Amérique nord et la guerre de la sécession, et tout récemment en An-

Ce qui nous importe davantage, c'est la préparation de cette charpie. Elle doit être non pas peignée et traditionnellement disposée en couches formées, autant que possible, de fils parallèles, en plumasseaux, en un mot; mais bien simplement ouverte et cardée entièrement à la main, étalée enfin en gâteaux réguliers, très-aérés et d'une certaine épaisseur.

Nous préférons à la charpie peignée la charpie ainsi étalée, par ces deux principales raisons que cette dernière forme une sorte de feutrage, qui d'abord a plus de cohésion, et qui ensuite se laisse mieux pénétrer par la poudre de charbon d'une part, d'un autre côté, par le liquide coaltaré, comme aussi, plus tard, par le pus.

Cette charpie, disposée de cette façon, sera placée dans une boîte (ou un bocal en verre) dont le fond aura été préalablement recouvert d'une couche de 7 à 8 millimètres de charbon coaltaré. Le couvercle de la boîte (ou le bouchon du bocal) replacé alors, celle-ci sera fortement secouée pendant quelques minutes. La charpie, intimement pénétrée ainsi par la poudre dans toute son épaisseur, devra être immédiatement mise en usage.

On nous opposera peut-être la couleur noire et quelque peu repoussante que le charbon donne au pansement, et la répugnance que certains malades pourraient éprouver à se voir souillés de la sorte. Cette objection n'a absolument rien de sérieux. Malgré sa couleur foncée, le charbon ne salit, en aucune façon, les parties qu'il recouvre; s'il tache les linges, ses macules n'ont rien d'indélébile; il n'adhère nullement à la peau ni à la plaie, de simples lotions suffisant toujours pour l'entraîner avec une extrême facilité. En somme, si la couleur du charbon éloigne instinctivement de son emploi, le raisonnement le plus simple suffit pour réformer cette première impression défavorable et pour déterminer chirurgien et malade à ne pas reeter un aussi précieux topique.

Si cependant on se trouvait réduit à céder, sous ce rapport, aux répugnances du blessé, les résultats préservateurs de notre

gleterre. Les Anglais, en la pénétrant d'eau, en ont fait un véritable cataplasme antiseptique. Nous verrions un réel avantage à utiliser ce produit, qui, dans nos arsenaux maritimes, par exemple, ne représente qu'une matière de rebut. (Voy. *Union médicale*, n° 99; *Gazette hebdomadaire*, n° 35; *Dictionnaire* de Garnier 1870-71, p. 473.)

pansement ne s'en trouveraient pas absolument compromis. L'arrosage désinfectant au coaltar saponiné, dont nous allons parler, pourrait parfaitement suffire; seulement on se serait privé ainsi d'un auxiliaire très-puissant, et en face de causes de danger si imminentes, on ne saurait trop accumuler les moyens.

La charpie ainsi disposée en gâteaux, ainsi pénétrée de poudre de charbon coaltaré, sera appliquée sur la plaie et les parties voisines par couches successives, de façon à donner au pansement une très-notable épaisseur en même temps qu'une parfaite régularité de forme. Ici encore, il faudra craindre plutôt de rester en deçà du but que d'aller au delà. Un excès de charpie constituera, en effet, une véritable cuirasse mécaniquement et antiseptiquement protectrice, et aussi une sorte de cataplasme émollient, à la fois léger et poreux, c'est-à-dire parfaitement perméable.

Sur cette charpie s'étaleront des compresses carrées ou mieux, quand la solution de continuité siégera aux membres, des compresses longuettes. Ces pièces de pansement devront être taillées dans un linge épais, tomenteux et à larges mailles; un molleton de coton, par exemple, à trame très-lâche et recouvert d'une sorte de velouté plucheux. Ce tissu, d'un prix très-inférieur du reste, nous a paru convenir plus particulièrement. De même que pour la charpie, il ne faudra pas non plus ménager les compresses; ici encore nous formulerons le précepte : péchez plutôt par excès que par défaut.

Il convient, en effet, de matelasser suffisamment les parties lésées, de façon à éviter toute pression extérieure offensive, ne fût-ce que celle résultant du poids de ces parties portant sur leur plan de sustentation, le lit par exemple.

Le moment est alors venu d'arroser largement cette masse de charpie et de compresses avec l'émulsion au coaltar saponiné.

Cet arrosage se fera de la manière suivante : pour ménager le lit du malade, on placera au-dessous de la partie lésée un plateau de forme et de dimensions convenables; puis, on répandra également sur toute la surface du pansement, à l'aide d'une éponge ou même directement avec la poêlette, la solution de coaltar au 10me, c'est-à-dire l'émulsion-mère au 5me additionnée de quantité égale d'eau. Nous nous sommes arrêté, en général, à ce mélange, bien qu'une proportion plus faible

d'émulsion-mère, pût à la rigueur parfaitement suffire; mais
devant l'innocuité du liquide, même à un certain degré de concentration, au point de vue des effets douloureux et irritants,
nous n'avons pas craint de donner un peu plus d'activité à
notre moyen antiseptique, par application de cet axiome vulgaire : Qui peut le plus, peut le moins.

L'émulsion devra être, au moment de son emploi, à une
température sensiblement supérieure à celle du corps.

Il faut que l'arrosage du pansement se fasse régulièrement
et avec une certaine lenteur, pour que la pénétration des pièces
qui le composent soit générale et complète. C'est là une des
conditions les plus importantes à remplir. Le malade, au reste,
vous avertira et saura dire si toute la masse est suffisamment
imprégnée.

Ce premier temps du pansement accompli, on laissera un
moment l'excédant du liquide s'écouler dans le plateau ; après
quoi, il s'agira d'envelopper le tout d'une toile imperméable.
Cette toile, qui complète notre procédé en assurant son efficacité et qui rend notre pansement tout à la fois émollient, in-
cubateur et inévaporant, n'est rien de plus que le taffetas ciré
d'Amussat fils, de Lister, de Léon Le Fort. Aussi, n'insisterons-
nous pas sur ce point, nous contentant de rappeler, qu'avec
ces chirurgiens, nous exigeons absolument que la toile imperméable dépasse notablement les bords des dernières compresses, détail dont les raisons sont faciles à saisir.

Enfin, une bande purement contentive ou même une simple
longuette, entoure et maintient le taffetas ciré et médiatement
toutes les autres pièces de l'appareil.

Le *pansement des ulcères* ne nous paraît mériter aucune
description distincte.

Établissons seulement que, quelle que soit la cause, locale
ou générale, qui produit ou entretient les ulcères, nous leur appliquons toujours avec le même succès notre pansement ordinaire ; sans omettre, bien entendu, d'attaquer cette cause par
le traitement spécial et quelquefois spécifique qui leur convient.

Cette généralisation de notre méthode de pansement aux
divers ulcères ne se limite que par les difficultés d'application
qui peuvent tenir au siège qu'occupe le mal.

Insistons encore sur la nécessité où l'on se trouvera, quand
les ulcères fourniront une quantité notable de pus, de lotionner

chaque jour la plaie, médiatement et à travers les pièces de pansement, à l'aide d'une quantité d'émulsion coaltarée, suffisante pour entraîner la couche de pus produite. Cette observation, au reste, ne s'applique pas spécialement aux ulcères; elle convient, en effet, à toutes les plaies qui suppurent abondamment, aux moignons, par exemple, à propos desquels nous allons revenir plus longuement sur ce détail.

c. *Pansement des moignons.* — Après un exposé aussi complet de notre méthode de pansement à propos des plaies qui suppurent, il ne peut nous rester que fort peu de chose à ajouter sur le pansement des moignons. Aussi quelques mots vont-ils nous suffire.

Établissons d'abord qu'avant de procéder au pansement d'un moignon, nous laissons s'écouler tout le temps nécessaire pour être bien certain que tout suintement sanguin est absolument arrêté. Il ne faut pas, en effet, qu'un seul caillot puisse s'interposer et séjourner au fond de la plaie. On connaît l'extrême putridité d'un pareil corps étranger.

Toute hémorrhagie supprimée, une première question se présente au chirurgien : faut-il rapprocher ou laisser en pleine liberté la plaie d'un moignon? Sans rejeter tout moyen de réunion, voire même tout pansement, à l'imitation de M. Sédillot[1], nous sommes disposés néanmoins à user avec beaucoup de ménagements des agents de rapprochement, quand il s'agit plus particulièrement d'un moignon. Toute traction sur les bords des lambeaux ou de la manchette, toute pression des chairs contre l'os central, toute occlusion des lèvres de la plaie, nous paraissent, en réalité, des conditions désastreuses, et qu'il faut savoir avant tout éviter. Aussi, sans nous étendre hors de propos en ce moment sur un pareil sujet, contentons-nous de dire qu'après la large lotion alcoolique indiquée plus haut, nous adoptons la mèche centrale ou le gros drain plongeur; et qu'ensuite nous plaçons tout au plus un ou deux points de suture entortillée à chacun des angles de la plaie, et vers sa partie moyenne quelques rares bandelettes agglutinatives, plutôt contentives que réellement unissantes. Nous le répétons, nous cherchons à rapprocher, mais non à réunir; nous ne poursuivons ici en aucune façon cette réunion primitive qui

---

[1] *Médecine opératoire*, 4e édition, 1870, t. I, p. 375 à 484.

n'est habitue'lement qu'un leurre et trop souvent un danger.

Ceci posé, nous n'avons, en ce qui a trait au pansement en lui-même, qu'à renvoyer au paragraphe précédent. En effet, épais poudroiement au charbon coaltaré ; ensevelissement du moignon tout entier dans une véritable atmosphère de charpie carbonifère coaltarée ; longuettes de molleton lâche et plu-cheux pour recouvrir la charpie et le moignon lui-même à une grande hauteur ; taffetas imperméable, convenablement souple et léger dépassant notablement toutes les autres pièces du pan-sement ; enfin, pour assujetir le tout, une ou deux longuettes contentives fixées par quelques épingles ; telle est notre manière de procéder, qui ne s'écarte en rien, on le voit, de notre pra-tique ordinaire.

Aussi n'insisterons nous pas davantage sur le pansement des moignons, après les amputations des membres.

Ajoutons cependant, comme détail utile à consigner, que toutes ces pièces de pansement sont toujours préalablement dis-posées par couches et dans l'ordre voulu, sur la toile imper-méable, de façon à pouvoir, après l'opération, être présentées en bloc et d'un seul coup au-dessous du moignon. On évite ainsi la perte de temps et les douleurs qui résultent du place-ment successif des parties diverses qui constituent l'appareil.

Quant à la toile imperméable, il sera bon de savoir aussi comment il convient de la disposer : le plein de la moitié su-périeure d'une pièce carrée de cette toile, sera placé au-dessous du moignon, du côté où le membre appuie sur le lit ; puis les deux côtés de la toile entoureront successivement les parties, en se superposant ; et en dernier lieu, la moitié inférieure de la toile, qui pend alors en manchon au-dessous du moignon, sera relevée au-devant et au-dessus de celui-ci. De cette façon on comprend que l'enveloppement sera parfait, et que d'autre part il n'y aura rien de facile plus tard, si la chose devient né-cessaire, comme d'ouvrir le taffetas imperméable, pour arroser ou découvrir la plaie, sans soulever le moignon ni le mobiliser en aucune façon.

A propos du pansement des moignons, nous ne voulons pas omettre néanmoins de consigner encore un détail qui, bien que s'écartant, il est vrai de notre sujet principal, s'y rattache ce-pendant par certains points.

Depuis le début de notre carrière chirurgicale, nous avons,

à l'imitation de notre premier maître, Jean-Joseph Reynaud, chirurgien en chef de la Marine au port de Toulon, soutenu directement le moignon de la plupart des nos amputés à l'aide
d'une gouttière de carton, embrassant la face postérieure du
membre en se modelant sur elle. C'est vers 1832 que nous
avons vu Jean-Joseph Reynaud recommander plus particulièrement ce moyen de soutien, après l'amputation de la jambe
au lieu d'élection, et cela, afin d'éviter l'ulcération de la manchette cutanée sur l'angle antérieur du tibia, par suite de la
traction due au poids des chairs postérieures. De nos jours,
M. Broca[1], dans le but spécial d'immobiliser les moignons pendant les pansements, conseille encore cette même gouttière de
carton, que nous n'avons jamais cessé de voir employer dans les
hôpitaux maritimes et d'employer nous-mêmes, depuis l'époque
indiquée ci-dessus. Seulement, dans ces dernières années, nous
avons cru devoir remplacer le carton par la gutta, dont l'inaltérabilité nous a permis d'interposer, sans inconvénient, notre
gouttière au milieu des pièces de notre pansement humide. Si
l'on préférait placer cette sorte de support hyponarthécique
au dehors de la toile imperméable, le carton alors pourrait
naturellement suffire.

    d. *Du renouvellement des pansements.* — A quelles époques convient-il de renouveler notre pansement :

    Le plus rarement possible, répondrons-nous. Ou, pour mieux
dire, on le maintiendra, si faire se peut, jusqu'à cicatrisation
complète. Mais, nous objectera-t-on sans doute, comment
pouvez-vous ne pas vous inquiéter du pus qui, nécessairement,
va s'amasser entre la plaie et le pansement, qui va irriter et
ulcérer les chairs, les décoller peut-être? Comment pouvez-
vous abandonner, sans aucune surveillance, cette solution
de continuité que tant de complications, tant d'accidents menacent?

    Relativement au pus, nous avons fait notre profession de foi.
Le pus n'étant pas un produit irritant par lui-même, il ne faut
en aucune façon s'inquiéter de sa présence au contact de la
plaie, tant que sa fermentation sera empêchée, et elle le sera
à coup sûr avec les moyens dont nous disposons. D'ailleurs, ce

---

[1] *Journal de médecine et de chirurgie pratiques*, septembre 1869; *Dictionnaire* de Garnier, 1869, p. 291.

pus, qui dans tous les cas ne saurait devenir dangereux que par son accumulation, ne va pas se colliger, ainsi qu'on pourrait tout d'abord le croire, autour de la plaie. N'avons-nous pas pour l'entraîner au dehors nos arrosages quotidiens et au besoin biquotidiens?

En effet, chaque jour et, s'il le faut, deux fois par jour, nous nous contentons pour tout pansement de dérouler la bande extérieure, s'il s'agit d'une plaie ordinaire, de détacher les longuettes contentives, si nous avons affaire à une fracture compliquée ou à un moignon ; puis nous déployons la toile imperméable qui enveloppe et isole le pansement et, cela fait, nous arrosons de nouveau, par l'extérieur, avec le coaltar saponiné au 10ᵉ, tiède, tout l'appareil, sans en déplacer en aucune façon une seule pièce. De même qu'au premier pansement, cet arrosage doit s'accomplir lentement et régulièrement sur toute la face supérieure des compresses d'enveloppe ; il ne faut s'arrêter que lorsque le malade aura déclaré sentir que le liquide a pénétré jusqu'à la plaie. Pendant cet arrosage, un plateau *ad hoc* aura été placé directement au-dessous de la partie blessée, s'il s'agit d'une plaie ordinaire. Dans le cas où on aurait affaire à une fracture compliquée ou à un moignon, alors que l'immobilité est exigée, après avoir développé la toile cirée, sans déplacer les parties en aucune façon, on n'aura qu'à déprimer légèrement le matelas au-dessous de la partie inférieure de cette toile cirée, pour faire former à celle-ci une rigole qui conduira l'excédant du liquide dans un récipient convenablement placé.

Si maintenant on avait lieu de croire que la plaie produit un notable quantité de pus, rien de facile, ainsi que nous venons de le dire plus haut, comme d'entraîner ce pus par filtration à travers les pièces du pansement : il n'y aurait pour cela qu'à prolonger les arrosages de quelques minutes, afin de faire passer à travers les compresses et la charpie une plus grande quantité de liquide. Rappelons-nous, en effet, que toutes les pièces de notre pansement sont poreuses et parfaitement perméables; ici pas de corps gras, pas même cette compresse fenêtrée traditionnelle qui, non enduite de cérat, n'en représente pas moins un opercule assez difficile à traverser; mais au contraire une simple couche de charbon, poudre sans cohésion, et que les liquides pénètrent avec la plus grande facilité, soit de dedans en dehors, soit de dehors en dedans; et, par-dessus, de la charpie bien ouverte et étalée, des compresses de linge lâche et plucheux. Nous revenons sur ces conditions particulières de toutes les parties qui constituent notre pansement, parce que ces détails ont à nos yeux une importance majeure et que le succès nous paraît ici attaché surtout à la perméabilité complète de tout ce qui recouvre la plaie. Il est absolument indispensable, en effet, que, d'une part, le pus puisse facilement être absorbé par les pièces de l'appareil, et, d'autre part, que le liquide préservateur arrive assez librement sur la partie malade à travers les couches enveloppantes pour laver la plaie médiatement, et pour ainsi dire à distance, par une véritable filtration.

C'est ainsi que le pus sera entraîné une ou deux fois par jour sans qu'il lui soit possible, comme nous le disions au commencement de ce paragraphe, de s'amasser jamais entre la plaie et les pièces du pansement.

Quand la suppuration est abondante, nous avons en outre l'habitude, l'arrosage fait, de saupoudrer extérieurement les pièces de pansement avec notre mélange de charbon et de coaltar. C'est là une précaution de plus pour détruire au besoin tout produit gazeux.

D'ailleurs, lors même que la plaie suppure peu, nous ne renonçons pas pour cela à humecter une et même deux fois par jour le pansement. C'est le moyen d'assurer davantage l'action antiseptique et de faire éprouver au malade un sentiment de bien-être et de soulagement. En effet, quoi qu'on fasse, le pansement se dessèche et se tasse toujours quelque peu dans un intervalle de douze ou vingt-quatre heures, et une arrosage, léger cette fois, rend à la charpie et aux compresses leur humidité et en même temps leur souplesse, en les soulevant pour ainsi dire.

e. *De la surveillance de la plaie et des soins chirurgicaux ultérieurs.* — Reste maintenant à discuter la question relative à la surveillance de la plaie, et à l'intervention chirurgicale que les parties lésées peuvent exiger.

Sous ce rapport, ma conviction est entière et elle est faite depuis nombre d'années. Voici comment je la formulerai : puisqu'il est démontré aujourd'hui que, pour donner au blessé toutes les garanties nécessaires, il faut découvrir le moins possible les solutions de continuité, la conséquence forcée de ce principe, c'est que le chirurgien doit s'habituer à faire du *diagnostic médiat*. A l'imitation du médecin, il doit juger de l'état d'une plaie, sans la découvrir, sans la voir, absolument de la même façon qu'il est possible au médecin de faire, pour une pneumonie par exemple, du diagnostic à distance.

Entre un moignon enveloppé de son pansement et le poumon caché dans la cage thoracique, la comparaison me paraît, en effet, d'une parfaite justesse. Que de moyens n'avons-nous pas, d'ailleurs, pour nous assurer de l'état d'une plaie sans la mettre à nu. Depuis longtemps on l'a dit, une plaie est un organe nouveau, organe de sécrétion, organe d'absorption, dont l'importance est en rapport direct avec son étendue et aussi avec l'état physiologique ou pathologique des actes fonctionnels dont la surface suppurante est le siége. Cet organe participe au consensus général qui constitue la vie individuelle; il reçoit l'impression des grandes fonctions physiologiques comme il retentit de son côté sur ces fonctions elles-mêmes. De là, des symptômes locaux et des symptômes généraux qui nous éclairent très-suffisamment sur l'état réel de la plaie, considérée comme organe latent, comme organe interne. Donc s'il n'y a pas de fièvre (accroissement de la température et du rhythme circulatoire), s'il n'y a pas d'état saburral des premières voies, si l'appétit, le sommeil se maintiennent ; si localement, il n'y a pas d'engorgement des ganglions vers la racine du membre, pas de tension, de gonflement des parties au-dessus ou autour du pansement, pas de douleur accusée par le malade, s'exaspérant sous une pression même légère, exercée médiatement à travers les pièces du pansement; dans ce cas, on peut rester dans la plus grande quiétude et abandonner la cure aux seuls efforts de la nature, aidée ou plutôt protégée par la cuirasse antiseptique. C'est alors qu'on pourra réaliser entièrement le but que se propose la méthode, c'est-à-dire conduire une plaie jusqu'à sa cicatrisation complète, sans la découvrir jamais et par un pansement unique. Ce résultat, nous l'avons obtenu nombre de fois, et cela même après de grandes amputations. Nous y serions arrivé bien plus souvent encore si, par condescendance pour le désir exprimé des malades, tranchons le mot, par une coupable faiblesse, il ne nous était pas arrivé le douzième, le quinzième jour, par exemple, de renouveler sans nécessité

notre premier pansement. C'est une faute dont nous nous accu-
sons ici, surtout pour l'éviter aux confrères qui voudront bien
essayer de notre mode de pansement. N'oublions jamais que
moins on découvre, moins on regarde les plaies quand d'urgentes indications ne nous y obligent pas, plus on peut être
tranquille sur la marche favorable et rapide qu'elles suivent.
De cette loi générale, nous n'exceptons même pas, nous venons
de le dire, les moignons ; bien certain que le plus souvent les
bourgeons charnus sauront, le pus aidant, repousser au dehors : fils à ligature, épingles à suture, mèches ou drains, tous
corps étrangers qu'on retrouvera plus tard libres et appliqués
contre la charpie enveloppante.

Cependant, lorsque des symptômes généraux nettement ac-
centués se prononcent ; lorsque localement des accidents se
manifestent ; lorsque des complications surviennent ; lorsque,
par exemple, une hémorrhagie secondaire s'est produite sous
le pansement et que le sang, ce liquide éminemment putré-
fiable, imprègne la charpie et les compresses ; dans le cas encore où les chirurgiens peu confiants dans les efforts expulsifs
de la nature, voudront vers le quatrième ou cinquième jour
enlever les épingles ; et, plus tard, vers le douzième ou trei-
zième jour, extraire les fils à ligature et la mèche à drainage,
force sera évidemment de découvrir alors la plaie et de procéder au renouvellement du pansement.

Ici nos conseils se réduiront aux deux points suivants : renouveler le pansement le plus rapidement possible ; toucher à la
plaie le moins que faire se pourra.

On comprend assez les raisons qui légitiment cette façon
d'agir pour que nous n'ayons pas à y insister davantage. Néanmoins, répétons-le, les précautions si minutieuses de Lister et
celles de M. Alp. Guérin ne nous ont jamais semblé indispensables, nos moyens antiputrides étant assez puissants pour neutraliser les dangers du contact momentané de l'air nosocomial.

Il faut, disons-nous, toucher aussi peu que possible à la solution de continuité.

Par ces mots nous ne prétendons pas, en quoi que ce soit,
entraver le traitement chirurgical de la plaie, c'est-à-dire les
incisions à pratiquer en temps opportun sur un trajet fistuleux,
sur les culs-de-sac des décollements, les drainages, les applications de caustique, les injections antiseptiques. Nous voulons

seulement mettre le chirurgien en garde contre cette dangereuse et si ordinaire habitude d'explorer, de fouiller incessamment la profondeur des plaies. Que d'accidents septicémiques qui n'ont eu pour origine rien autre chose que le passage
d'un simple stylet et l'écoulement de quelques gouttes de sang.
De même que le cathétérisme uréthral et par une raison identique, le cathétérisme de la plaie peut, lui aussi, être une opération éminemment dangereuse; sachons donc nous en abstenir,
à moins d'absolue nécessité.

Quant au manuel des pansements, secondaires, il ne diffère
en rien de celui du pansement primitif. Après une lotion générale par arrosage, libéralement pratiquée avec la solution coaltarée ou plus simplement avec de l'eau tiède, sans contact de
l'éponge sur les parties dénudées, car il ne faut à aucun prix
provoquer le moindre suintement sanguin, nous poudrons la
surface avec le charbon coaltaré; puis nous procédons à l'application de la charpie désinfectante, des compresses, à l'hu-
mectation des pièces de pansement avec l'émulsion antiseptique, et enfin à l'enveloppement par le taffetas ciré.

Ces pansements, il est à peine nécessaire de le redire, nous
les renouvelons le plus rarement possible. C'est là le précepte
le plus général que nous puissions donner. Néanmoins, ajoutons
que dans les plaies qui suppurent abondamment : moignons
arrivés au dixième ou quinzième jour par exemple; dans certains ulcères à vaste surface, nous avons pris l'habitude de
renouveler notre pansement tous les huit à dix jours. Après
ce laps de temps, les parties concrètes du pus forment, à la
surface de ces plaies, une couche jaunâtre, assez épaisse, sans
aucune odeur, il est vrai, mais qu'il n'est pas cependant sans
utilité d'entraîner par d'abondantes lotions d'eau tiède faites à
ciel ouvert. Toutes les pièces du pansement ancien seront alors
préalablement enlevées, et le nouveau pansement sera établi,
ainsi que nous venons de le dire, selon nos premières indications. Au surplus, ce terme de huit à dix jours ne saurait être
que purement approximatif; il pourra, on le comprend, varier
en plus ou en moins, suivant la quantité relative de la sécrétion
purulente.

Telle est la règle dont nous avons rarement l'occasion de nous
écarter. A moins cependant que, ainsi que la chose peut se présenter dans les fractures compliquées, ou les traumatismes des

grandes articulations, par exemple, ou encore dans les phlegmons diffus, la présence de plaies profondes, anfractueuses, de décollements, de trajets fistuleux, ne vienne nous imposer l'obligation absolue d'une intervention chirurgicale plus fréquente et plus active.

Ces conditions particulières, difficiles entre toutes, et qui s'opposent à la rareté des pansements, nous ont fait songer depuis longtemps à un moyen auquel nous avons eu trop rarement recours, pour qu'il nous soit permis d'émettre sur ce point une opinion bien arrêtée. Ce moyen pourtant nous semble, théoriquement au moins, se recommander trop bien à l'appréciation des chirurgiens, pour que nous n'en disions pas ici quelques mots : je veux parler des *irrigations internes*.

Prenons pour exemple une plaie articulaire de la jointure tibio-tarsienne, je suppose, avec fracture des malléoles. Quand la suppuration largement établie, quand les ligaments en partie détruits ou au moins ramollis et relâchés, quand les malléoles nécrosées et en partie éliminées, permettront de traverser l'articulation par un tube à drainage, si alors des frissons, des sueurs, de l'insomnie, de la diarrhée viennent annoncer l'intoxication putride, redoutable complication que les lavages désinfectants biquotidiens *médiats* ne suffisent pas à enrayer, le moment sera venu, à notre avis, d'essayer de l'*irrigation continue interne*.

Conduisez alors à travers le cou-de-pied un long tube à drainage, perforé de trous multiples dans sa partie moyenne qui correspondra à l'articulation, imperforé dans le reste de son étendue. Vous aurez préalablement disposé à une hauteur convenable un récipient quelconque enveloppé de plusieurs couvertures de laine et contenant une suffisante quantité de solution coaltarée à la température du corps. L'un des bouts du drain plongera dans le récipient, et, faisant office de siphon, conduira le liquide dans la plaie. De là, l'excédant de ce liquide ira se rendre par l'autre bout du drain, dans un baquet placé à côté du lit, à cet effet.

Cette description très-sommaire suffit pour donner une idée de l'appareil et de ses résultats. Il est évident que, pour maintenir plus sûrement l'égalité de température, un vase enveloppé d'une très-épaisse couche de feutre, analogue à la *marmite norvégienne* réglementaire depuis quelques années à bord des navires de la flotte, conviendrait parfaitement; on comprend aussi qu'il serait bon de placer un robinet sur le trajet du drain-siphon pour graduer l'écoulement du liquide, qui ne doit s'effectuer qu'avec une certaine lenteur. Mais ce sont là des détails auxquels l'intelligence industrieuse du chirurgien saura, au besoin, aisément suppléer.

Au résumé, ces irrigations internes, continues et désinfectantes, me paraissent une précieuse ressource de plus à ajouter à toutes celles dont dispose aujourd'hui la chirurgie conservatrice. En entraînant incessamment au dehors le produit fermentescible au fur et à mesure de sa formation, en agissant antiseptiquement d'une manière permanente dans les sinus les plus reculés d'une plaie ou d'une synoviale, dans le foyer d'une fracture compliquée, à travers un os frappé d'ostéomyélite traumatique ou spontanée, préalablement perforé de part en part à l'aide du drill; nous pensons qu'on doit s'opposer le plus efficacement possible à cet empoisonnement par absorption, qui entraîne la perte de tant de blessés ou qui du moins finit trop souvent par imposer au chirurgien le sacrifice du membre malade.

Dans des circonstances moins graves, ces sortes d'irrigations pourraient encore être indiquées uniquement dans le but de rendre inutile le renouvellement quotidien ou biquotidien des injections détersives et des pansements eux mêmes qu'on pourrait ramener ainsi à ce degré de rareté vers lequel doivent tendre tous nos efforts.

Enfin dans certains cas de suppuration très-abondante, il pourrait encore ne pas être inutile d'appliquer parfois ce procédé d'irrigation continue aux pièces mêmes du pansement. La partie perforée du drain n'aurait pour cela qu'à être placée entre le point le plus déclive de la plaie et la charpie enveloppante. Ce serait là une sorte d'*irrigation externe par canalisation.*

C. — De notre façon de satisfaire aux indications coosécutives des plaies : l'engorgement, l'inflammation et la douleur.

Nous venons, dans les pages qui précèdent, d'exposer, avec tous les détails qui nous ont semblé nécessaires, notre mode de pansement des plaies. Mais si ce pansement, tel que nous l'avons décrit, satisfait aux indications capitales, il est encore d'autres conditions qui, en apparence secondaires, ne sont pas moins indispensables à un heureux résultat final. Ce sont ces conditions, accessoires, si l'on veut, mais bien importantes aussi, qui vont nous arrêter un moment.

Après la septicité, les complications qu'il faut, dans toute plaie, plus particulièrement songer à prévenir ou à combattre, sont, d'après nous : l'*engorgement* des parties, l'*inflammation*, sous ses différentes formes, et la *douleur*. Sans rechercher si la septicité ne serait pas encore la principale cause de ces accidents, sans nous demander si l'engorgement congestif et la douleur ne seraient pas, en définitive, rien autre chose que des symptômes de l'inflammation, nous nous bornerons à considérer ici les faits uniquement sous leur côté pratique. Eh bien, thérapeutiquement parlant, l'engorgement, l'inflammation et la douleur exigent une attention particulière et des moyens spéciaux. C'en est assez pour que nous leur consacrions quelques lignes.

I. *Contre l'engorgement et l'inflammation.* Pour éviter ou modérer l'engorgement inflammatoire des parties, en d'autres termes, pour diminuer l'abord du sang artériel, pour faciliter le retour du sang veineux, nous avons, en chirurgie, comme moyens spéciaux, la *compression*, la *position élevée*, et enfin l'*immobilité*.

En ce qui nous concerne, on a pu se convaincre, par ce qui précède, que nous avons à peu près entièrement renoncé à la *compression*. Ce n'est pas que nous niions les bons effets qu'elle peut produire; mais, appliquée aux plaies récentes et particulièrement aux pansements des moignons, nous pensons que la compression représente un moyen qui peut réussir sans doute, mais qui, susceptible aussi d'échouer, deviendra, dans ce dernier cas, éminemment dangereux. C'est là, selon l'expression vulgaire, une arme à double tranchant. En employant la compression, on joue le plus souvent quitte ou double; et cette partie, il n'est pas permis de la tenter quand la vie humaine représente l'enjeu. C'est pour ces motifs que M. Sédillot, ainsi que nous l'avons dit déjà, y a si absolument renoncé. On m'objectera sans doute les admirables résultats qu'en a obtenus M. Alph. Guérin; mais la compression essentiellement souple, égale et élastique, obtenue par le procédé du chirurgien de l'Hôtel-Dieu, compression d'une action bien faible d'ailleurs sur la plaie, quelque énergiquement qu'elle soit exercée au dehors, cette compression n'est dans ce cas inoffensive que parce qu'elle se produit à travers une énorme épaisseur d'ouate. C'est là un bénéfice inhérent au moyen en lui-même, et auquel nous ferons bientôt la juste part qui lui revient.

Quant à nous, qui voulons un pansement aussi peu tassé et aussi perméable que possible, toute compression aurait avec notre procédé beaucoup plus d'inconvénients que d'avantages ; aussi n'avons-nous jamais songé à faire intervenir les agents de cet ordre, surtout quand il est question du pansement des moignons.

Pénétré néanmoins de l'importance de l'indication contre laquelle la compression est dirigée, nous avons voulu, en y renonçant, la remplacer par un autre moyen, non moins puissant, mais en même temps dépourvu de tout danger : la *position élevée* de la partie.

Généralement, un coussin de balle d'avoine d'une épaisseur convenable nous suffit parfaitement pour arriver au résultat voulu. Rarement nous avons eu besoin d'utiliser le hamac suspenseur de Salter[1]. Enfin, dans des cas spéciaux, nos appareils hyponarthéciques[2] pour la jambe et pour le membre supérieur nous ont, à ce point de vue, rendu les services les plus signalés.

Mais, nous dira-t-on peut-être, si vous reprochez à la compression les accidents d'étranglement qu'elle détermine quelquefois, nierez-vous les dangers non moins redoutables, bien que d'un ordre tout différent, qui peuvent résulter de la position antidéclive? Cette position ne va-t-elle pas favoriser, en réalité, l'absorption à la surface de la plaie? Notre réponse sera facile ; car tout en accordant la réalité du fait, nous nous refuscrons à admettre les conséquences fâcheuses qu'on pourrait être disposé à lui attribuer. Qu'importe pour nous, en effet, que l'absorption se fasse plus activement, si, grâce au coaltar, elle s'exerce sur un produit physiologique, sur un pus normal, dont les éléments, s'ils pénètrent dans les voies circulatoires, y resteront d'une indifférence absolue.

---

[1] Gaujot et Spillmann, *Arsenal de la chirurgie contemporaine*, t. I, p. 202.
[2] *Archives de médecine navale*, octobre et novembre 1872, t. XVIII, p. 241 et 321 ; *Contribution à la chirurgie des fractures des membres* (*Appareils nouveaux*). J.-B. Baillière, 1872.

Cependant l'anti-déclivité demande à ne pas être exagérée. Non pas à cause de la considération de physiologie pathologique que nous venons de combattre, mais pour une raison toute physique, la tendance au cheminement du pus vers la racine du membre, que peut notablement favoriser une position trop inclinée dans ce sens. Donc, pour éviter la stagnation du pus et consécutivement les décollements étendus, les fusées purulentes progressives, il conviendra de ne pas exagérer l'élévation des parties. Au reste, cette crainte n'existe guère que pour la cuisse ; car, pour le pied, la jambe et le membre supérieur tout entier, rien de facile comme de maintenir ces parties sur un plan plus élevé que le reste du corps, tout en les plaçant dans une position horizontale, c'est-à-dire dans une direction qui soit sans aucune influence sur la progression rétrograde du pus. De simples coussins, ou bien une planchette hyponarthécique, suffisent parfaitement pour atteindre ce but.

Quant à l'*immobilité*, ici pas de dissidences, chacun s'accorde pour la recommander. Ses excellents effets sont même, on peut le dire, mieux compris aujourd'hui qu'ils ne le furent jamais.

Avant notre époque, personne, en effet, n'avait songé à l'un des avantages les plus importants peut-être du repos de la partie blessée : l'absorption moins active des éléments septiques. C'est cette pensée que Billroth exprime en ces termes : « Tout mouvement active la circulation dans la région lésée et toute accélération dans le mouvement circulatoire favorise l'absorption [1]. » Ce raisonnement a certainement quelque chose de très-spécieux, et sans nier ce qu'il peut contenir d'exact, il nous paraît qu'il est encore une autre explication des dangers de tout mouvement dans certaines plaies. N'est-il pas d'observation vulgaire que les mouvements sont surtout éminemment redoutables dans les plaies compliquées de lésions osseuses : fractures ou plaies articulaires? Pour expliquer ce danger spécial, ne pourrait on pas admettre qu'en pareil cas les mouvements imprimés au membre, entraînant presque nécessairement l'éraflure de quelques bourgeons charnus au contact des os fracturés ou nécrosés, ouvriront ainsi, par dilacération, quelques bouches absorbantes, absolument comme le fait ce stylet de

---

[1]. Billroth, *Pathologie chirurgicale générale*, p. 200.

trousse, cet instrument explorateur contre l'abus duquel nous nous sommes déjà si fortement et, j'ajouterai, si justement élevé. La nature ou, pour mieux dire, le temps établit en effet contre l'absorption une limite protectrice par la condensation des tissus ; mais si le bout d'un stylet ou l'extrémité fracturée d'un os détruisent accidentellement un point de cette surface condensée et isolante, les voies redeviennent libres, et l'irruption peut alors se faire sans aucun obstacle.

Quoi qu'il en soit, et quelque explication qu'on adopte, l'immobilité est chose de très-haute importance, et aucun des moyens qui convergent vers ce but, ne doit être négligé. A ce propos, nous signalerons encore les avantages de l'immutabilité de notre pansement. Rappelons, en effet, que, sans aucun déplacement du membre, notre appareil de pansement permet, lorsqu'il s'agit d'un moignon, par exemple, de pratiquer ces arrosages antiseptiques quotidiens ou biquotidiens sur lesquels nous avons suffisamment insisté plus haut. Au reste, n'oublions pas non plus les bons effets des attelles plâtrées ou en gutta et aussi des attelles anglaises dites *attelles interrompues*, plus spécialement utilisées pour les lésions articulaires[1] ; mentionnons aussi à ce propos les excellents résultats obtenus par l'emploi des appareils hyponarthéciques suspendus, en général, et des nôtres[2], en particulier, à l'aide desquels nous avons pu, en les combinant avec notre pansement antiseptique, et, grâce à l'immobilité absolue qu'ils assurent pendant les pansements aussi bien que dans leur intervalle, à l'aide desquels, dis-je, nous avons pu amener à guérison des résections du coude, des ablations malléolaires dont d'autres traitements n'auraient peut-être pas triomphé.

II. *Contre la douleur.* — Après l'engorgement et l'inflammation, contre lesquelles nous venons de voir qu'on a plus particulièrement dirigé la compression ou l'élévation de la partie, reste la troisième complication que nous avons admise, *la douleur.*

Considérée comme l'un des symptômes de l'inflammation, la douleur ne serait-elle, elle aussi, à ce titre, que l'une des conséquences du contact et de l'absorption d'un pus contaminé ?

[1] Topinard, *Quelques aperçus sur la chirurgie anglaise*, p. 41.
[2] *Archives de médecine navale*, 1872 ; *Contribution à la chirurgie des fractures des membres* (*Appareils nouveaux*). J.-B. Baillière, 1872.

Est-ce encore dans les germes-ferments que nous devrions voir la cause de l'éréthisme nerveux qui la provoque?

Pousser jusque-là les déductions de la théorie moderne, ce serait peut-être s'avancer beaucoup ; aussi, sans sortir de l'ordre des faits chirurgicaux, rappelons seulement l'excessive douleur qui résulte, par exemple, d'une brûlure au deuxième degré, ou d'un simple vésicatoire dont la phlyctène est déchirée. L'instantanéité de cette douleur, sa violence qui, pour une certaine surface de dénudation épidermique, amène si rapidement une vive réaction fébrile, ne voilà-t-il pas des preuves convaincantes de l'action irritante de l'air lui-même, sans qu'il soit besoin d'invoquer l'intervention toujours plus lente des microphytozoaires? C'est encore en s'appuyant sur des faits de ce genre, que l'un des esprits les plus judicieux de ce temps, Valleix, redoutant avant tout l'aggravation de la fièvre, avait cru devoir proscrire absolument les larges vésicatoires, appliqués sur les parois thoraciques, dans la pleuro-pneumonie.

Si donc il en est ainsi, si, au point de vue de son étiologie, la douleur constitue un symptôme à part, qui résulte de l'action irritante de l'air sur une surface dénudée, nous devrons la combattre isolément, directement; et pour cela, nous aurons deux voies à suivre : supprimer la cause extérieure, objective de l'impression perçue ; diminuer, émousser la réceptivité du sujet.

La cause (l'action irritante de l'air) sera supprimée, ou du moins ses effets seront amoindris par notre pansement lui-même, ou par tout autre moyen d'occlusion.

Quant à la sensation de douleur en elle-même, c'est à elle que s'adressent plus particulièrement les narcotiques. Sans rejeter les applications calmantes locales (pansements au laudanum, par exemple), dont nous savons user aussi, quand elles sont spécialement indiquées, nous avons cependant une confiance bien plus grande dans l'opium administré à l'intérieur. Les Anglais[1] en font en chirurgie un emploi bien plus hardi que nous ; ils ne craignent pas d'aborder les doses les plus élevées : 20, 50 centigrammes dans la journée, et même fort au delà. Ils obtiennent ainsi du calme et surtout du sommeil, conditions capitales dans le traitement d'une plaie. On objectera peut-être

---

[1] Topinard, p. 50.

que l'opium en anesthésiant le tube digestif enlève l'appétit; c'est là, en effet, un inconvénient sérieux, mais on l'évitera en partie si l'on a le soin de n'administrer l'opium que pendant la nuit seulement. D'ailleurs, n'avons-nous pas aujourd'hui des sédatifs des centres nerveux non moins énergiques : bromure de potassium, chloral, qui n'ont pas comme l'opium l'inconvénient d'enrayer les fonctions digestives ?

D. — Des soins généraux que réclament les blessés.

Parmi les soins que réclament les grands blessés, après le pansement de leur plaie, se rangent encore le régime alimentaire, le traitement général préventif ou curatif des accidents, enfin l'hygiène générale ou tout ce qui a trait aux *circumfusa*.

C'est par ces trois derniers points que nous allons achever de faire connaître notre pratique personnelle en ce qui concerne le traitement des blessures graves.

On se demandera, sans doute, quel intérêt nous porte à toucher à des questions qui ne se rattachent qu'indirectement à notre sujet, qui n'ont aucun rapport direct avec notre mode particulier de pansement, dont la description semblerait devoir servir de but unique à ce travail. Voici nos motifs : quel est le praticien qui, en regardant derrière lui, ne se rappellera pas avoir eu bien souvent l'occasion de remarquer que tel moyen nouveau, préconisé par son inventeur et appuyé sur des faits nombreux et en apparence pleinement démonstratifs, n'a pu obtenir cependant la sanction générale, et a fini par disparaître entièrement de la scène, discrédité par les échecs successifs de ceux qui ont voulu l'expérimenter à leur tour. A quoi donc attribuer cette difficulté qu'ont la plupart des innovations à se populariser et à se faire définitivement accepter? A plusieurs causes sans doute, mais entre autres à celle-ci : les promoteurs d'une idée nouvelle n'ont pas toujours le soin, j'ajouterai la prévoyance de faire connaître à tous, en même temps que le moyen en lui-même, les nombreuses précautions accessoires dont ils s'entourent et qui, en réalité, sont absolument indispensables pour arriver au résultat. Quel est celui de nous qui, en voulant s'assimiler une idée chirurgicale nouvelle et finalement l'appliquer, n'a pas eu à regretter, bien des fois, certaines lacunes que l'inventeur ne semble pas soupçonner et qui exigent pourtant, de la part de l'initié, tant d'efforts d'imagination, trop souvent infructueux. L'accessoire est donc parfois, en pareilles matières, tout aussi nécessaire que le principal. C'est pourquoi, au risque de paraître bien long, nous ne voulons rien laisser ignorer de notre pratique particulière. Tout se tient, en effet, dans des questions aussi complexes, et pour prendre notre exemple dans le sujet lui-même, nous sommes tout disposé, pour notre part, à attribuer nos succès dans ces dix dernières années, autant à la *position* élevée dans laquelle nous avons placé les parties blessées, autant à l'*immobilité* dans laquelle nous les avons maintenues, à l'*alimentation* que nous avons prescrite, qu'au *pansement* antiseptique et inévaporant que nous avons adopté.

Ces quelques mots d'explication suffiront, je l'espère, pour justifier les détails aussi brefs que possible, que nous allons donner en terminant, sur les trois points signalés en tête de ce paragraphe.

I. *Régime alimentaire des blessés.* — Nous ne sommes plus au temps où la doctrine dite physiologique nous imposait la diète comme première obligation dans presque toutes les maladies. En chirurgie plus qu'en médecine, chose assez singulière, il nous a été difficile de nous débarrasser des idées erronées de l'école du Val-de-Grâce. Mais la réaction est aujourd'hui, et depuis longtemps, complète à cet égard et il ne viendrait à l'idée d'aucun de nous, de considérer l'abstention des aliments comme une des conditions de succès, à la suite des grands traumatismes.

C'est à Malgaigne que nous devons, surtout en France, cette réforme. Ce fut lorsque, par des statistiques comparatives, établies sur les opérés des diverses armées réunies à Paris après l'invasion de 1815, il eût démontré que les Russes qui nourrissaient largement leurs blessés, les guérissaient dans une beaucoup plus forte proportion que les Allemands, les Anglais et les Français qui obéissaient eux, à une coutume entièrement opposée ; ce fut alors seulement que l'habitude d'alimenter les blessés commença à s'introduire dans notre pays.

Les Anglais, plus tôt que nous, adoptèrent cette importante modification dans leur pratique. Aussi est-ce surtout à leur exemple, et plus spécialement depuis 1860, date de la publi-

cation de l'utile travail de M. Topinard[1], déjà plusieurs fois
cité ci-dessus, que la nouvelle méthode d'alimentation pour
les amputés et les grands blessés, s'est généralement répandue
dans notre pays.

La nécessité des aliments réparateurs, des toniques et même
des stimulants, après les grands ébranlements chirurgicaux,
comme pendant les suppurations étendues et prolongées, ne
fait doute aujourd'hui pour aucun de nous, aussi n'y insisterons-nous pas.

Disons seulement qu'autant que personne nous sommes persuadé de l'excellence de cette méthode, et qu'en face d'un malade épuisé par le *choc* nerveux ou l'*exhaustion* suppurative,
nous répétons volontiers après Cock, chirurgien en chef de
l'hôpital de Guy, à Londres : « Le salut de ce malade n'est pas
dans les ressources de l'art ; si, volontairement ou autrement,
il peut manger proportionnellement à sa déperdition, il est
sauvé ; si l'appétit fait défaut, on ne peut être réveillé par aucun
moyen, il mourra certainement[2]. »

Pour nous, l'unique règle, c'est de nourrir les malades dans
la mesure de leurs forces digestives, et en cela nous nous fon-
dons sur ce principe physiologique : plus le malade absorbera
par l'intestin, moins il absorbera par la plaie.

Il convient d'ailleurs de préférer des aliments facilement as-
similables et riches en éléments réparateurs : consommés, œufs
à peine cuits, viande crue surtout, si l'état des forces générales
et digestives exige un pareil choix.

A l'imitation des Anglais, le mieux est d'ailleurs de ne pas
limiter la ration alimentaire ; et même de livrer le malade à
son propre instinct qui lui marquera exactement quels sont ses
véritables besoins. Pour cela il suffira de prescrire un régime à
volonté, indiquant seulement la qualité des aliments qui doivent être offerts de préférence. Il est même très-important de
bien pénétrer le malade lui-même du grand intérêt qu'il a à
s'alimenter le plus possible. Cette précaution, nécessaire parfois pour détruire certains préjugés fâcheux, n'est surtout pas
à négliger avec ceux chez lesquels l'appétit fait défaut ; qu'ils
n'ignorent pas que leur traitement bénéficiera de tous les efforts

---

[1] Topinard, *Quelques aperçus sur la chirurgie anglaise*, thèse de doctorat,
1860.

[2] Topinard, p. 90.

qu'ils feront pour se nourrir et, qu'en fin de compte, leur guérison est à ce prix.

Quant aux boissons, les alcooliques constituent une précieuse
ressource qu'on aura soin d'utiliser dans une large mesure.
Avant tout, il est absolument urgent de tenir grand compte,
sous ce rapport, des habitudes antérieures du malade pour se
garder d'y apporter des changements trop complets, alors même
que ces habitudes ne seraient pas celles d'une parfaite tempé-
rance.

Nous pourrions, après Cock[1], citer quelques-uns de nos
blessés les plus graves qui, dans notre intime conviction, n'ont
dû leur salut qu'à l'état de demi-ébriété dans lequel nous les
avons intentionnellement maintenus pendant plusieurs semaines.

Outre les trois quarts de ration de vin, (172^{mil},50) à chacun
des deux repas, et quelquefois la ration entière (230^{mil}), nous
prescrivons encore une potion avec infusion de café, 250
grammes, rhum de 30 à 60 grammes, à prendre par cuillerées
dans le courant de la journée. Cette sorte de grog est souvent
additionné, selon les indications, de 0^{gr},30 à 1 gramme de sulfate de quinine.

La tisane ordinaire est en même temps très-utilement remplacée quelquefois, par du thé punché.

Il est évident que ce régime pourra paraître incendiaire dans
certaines circonstances données et avec certains malades ; mais
dans nos hôpitaux maritimes, nous le considérons comme une
des plus impérieuses nécessités du traitement ; et il est tel
blessé que nous refuserions de soumettre à une opération grave,
à une amputation par exemple, si nous pouvions jamais nous
trouver privé de le nourrir et de le tonifier selon nos convictions.

Le plus grand danger est que le délabrement des fonctions
digestives, conséquence habituelle de l'affaiblissement général,
des pertes de sang, ne vienne fermer la seule voie de salut qu
s'offre au malade.

C'est alors que le choix des aliments devient chose capitale ;
nous nous rappelons avoir soutenu pendant plusieurs jours,
presque uniquement avec des huîtres et des boissons largement

[1] Topinard, p. 92.

alcoolisées, un de nos derniers amputés, homme d'un âge avancé, dont l'estomac refusait toute autre nourriture.

A ce propos, nous ne croyons pas inutile de faire connaître une préparation culinaire très-heureusement formulée, dont la recette nous a été communiquée par notre collègue, M. le médecin en chef Gallerand. Elle consiste dans la combinaison suivante :

Avec une infusion de thé, faire une infusion de café ; avec cette double infusion préparer une tasse de chocolat.

C'est là à la fois un tonique, un excitant et un analeptique, qui jouit de plus de l'inappréciable avantage d'être agréé par le malade.

II. *Traitement* GÉNÉRAL, *préventif et curatif des accidents des plaies.* — Aussi longtemps que les blessures, circonscrites symptomalogiquement dans la localité qu'elles occupent, n'auront pas entraîné de désordres généraux, la meilleure, la plus rationnelle, la seule médication sera encore ce régime substantiel que nous venons de détailler. Des aliments réparateurs représenteront alors les médicaments les plus efficaces ; il n'y en aura pas d'autres à prescrire.

Dans le cas, au contraire, où les accidents traumatiques généraux se produiront, d'autres indications s'ajouteront aux précédentes et, sans qu'il faille renoncer en aucune façon aux moyens réconfortants, exigeront l'intervention d'une thérapeutique spéciale.

S'il est vrai, comme nous l'avons dit au commencement de ce travail, que tous les accidents *pyrogènes* des plaies résultent d'une même cause : l'intoxication putride par la surface dénudée due à l'absorption de gaz, de molécules gangrenées, et probablement des microphytozoaires eux-mêmes, il est incontestable aussi que toute médication interne se réduira à ceci : *détruire la matière toxique* dans le sang où elle a pénétré ; ou bien *favoriser son évacuation*, son expulsion au dehors.

a. La première de ces deux indications serait certainement la plus radicale et partant la plus sûre ; malheureusement les moyens nous font ici défaut. En effet, on comprend que des agents assez énergiques pour détruire les animalcules-ferments, par exemple, qui ont pu pénétrer dans le sang et s'y multiplier, pourraient ne pas être sans danger pour l'intoxiqué lui-même.

Il y a donc ici à surmonter une difficulté d'autant plus grande qu'elle semble inhérente à la nature même des choses. Et cependant, ne peut-on pas admettre que le sulfate de quinine, qui ne paraît guérir les paludismes divers qu'à titre d'antidote de l'algue microscopique dont les sporules produiraient ces affections[1], n'agit pas autrement, quand nous l'administrons aux septicémiques?

Telle est du moins l'opinion qui tend à s'établir aujourd'hui dans la science; et à coup sûr, nous ne possédons pas en ce moment un moyen plus efficace que le sulfate de quinine pour combattre ou modérer les redoutables accidents d'intoxication putride traumatique.

Seulement, il ne faut pas craindre ici d'élever les doses et de poursuivre pendant longtemps l'administration du remède. Si réellement la fièvre chirurgicale est étiologiquement assimilable, où tout au moins comparable, à la fièvre des marais, il n'est pas douteux qu'il faille en ce cas la considérer comme une forme éminemment grave; et l'on sait que les doses du sulfate doivent s'élever en proportion du degré de la maladie. 1 gramme, $1^{gr},70$ et même 2 grammes à doses filées dans les vingt-quatre heures, sont, dans l'espèce, le plus souvent nécessaires, si l'on veut obtenir un résultat.

Relativement à la persévérance dans l'administration du remède, nous la croyons également indispensable, et l'on pouvait au reste le deviner à priori. En effet, si nous continuons à raisonner par analogie, quoi de surprenant à cela? Ne sait-on pas pendant quelle longue période il convient, le plus souvent, de laisser le malade sous l'impression du remède, si l'on veut empêcher les récidives de la fièvre des marais? Pourquoi en serait-il autrement de la fièvre des plaies?

Considéré comme destructeur par absorption, des bactéries ou bactéridies dont la présence dans le sang expliquerait les accidents pyrétiques traumatiques, le sulfate de quinine ne serait pas, paraîtrait-il, sans quelques succédanés.

C'est ce que tendraient à faire croire les expériences récentes sur les sulfite et hyposulfite de soude; ces sels, que M. le docteur Constantin Paul vient d'introduire dans la thérapeutique des maladies contagieuses et infectieuses.

[1] Salisbury, *Cause des fièvres intermittentes et rémittentes, rapportée à une algue du genre Palmella* (*Annales d'hygiène*. Paris, 1868, p. 417).

De son côté, M. le docteur Déclat[1] a tout dernièrement proposé l'acide phénique à l'intérieur, contre les affections épidé-
miques et la peste bovine en particulier. Ne pourrait-on pas
étendre cette application aux affections typhoïdes, aux septicé-
mies par exemple?

Mais, hâtons-nous de le dire, ces médications, incomplète-
ment étudiées encore, appellent de nouveaux travaux, des démonstrations plus positives.

b. Reste la seconde indication : *évacuer le poison.*

Ici la nature nous montre elle-même la voie. N'est-ce pas,
en réalité, un puissant effort d'expulsion qu'elle fait, lorsque se
produisent ces abondantes sueurs qui terminent l'accès fébrile
traumatique? N'est-ce pas encore un effort critique d'élimination, déterminé cette fois vers la muqueuse intestinale, que
cette diarrhée qui, trop souvent, prend la forme colliquative et
représente alors un danger de plus?

Toutes les voies d'excrétion : l'intestin, les reins, la surface
cutanée peuvent être ici utilisées.

Un éméto-cathartique sera avantageusement prescrit au
début; alors qu'il y a intérêt à débarrasser les premières
voies et à stimuler ou régulariser les fonctions digestives. Mais,
nous venons de le dire, l'abus, l'usage même des purgatifs ne
seraient pas toujours sans danger : il faut donc savoir n'y recourir qu'avec une suffisante réserve.

Quant aux diurétiques, ils n'ont jamais paru devoir rendre
contre la septicohémie des services qui leur méritassent en réalité quelque faveur.

Restent les sudorifiques. Ceux-ci, nous venons de le voir,
sont indiqués par la nature elle même; aussi n'y a-t-il rien
de surprenant qu'ils aient attiré plus particulièrement l'attention des hommes de l'art. C'est à titre de sudorifique que
l'aconit, si vanté contre les accidents pyémiques, a été surtout
employé. Quant à nous, sans faire de l'alcoolature d'aconit une
sorte de spécifique, nous pensons que ce médicament peut être
en effet très-avantageusement utilisé dans le cas particulier qui
nous occupe ; et nous le prescrivons habituellement à la dose
de 4 à 5 grammes, pour peu qu'un léger frisson, une moiteur

---

[1] *Revue scientifique,* 1872. n.° 2. p. 12.

inaccoutumée, un certain état de prostration, éveillent nos craintes.

Au résumé, alimentation largement réparatrice ; boissons al-cooliques données sans parcimonie ; médication franchement excitante et tonique ; agents antiseptiques généraux : sulfate de quinine et aconit : tels sont les moyens que nous préférons et auxquels nous n'hésitons pas à faire une juste part dans les résultats heureux de notre pratique.

III. *Hygiène relative aux circumfusa.* — La théorie, bien vague il est vrai, du miasme, qui sous forme d'une sorte de pressentiment instinctif, est admise depuis si longtemps en hy-giène et en médecine, a dirigé, bien avant la période scienti-fique moderne, tous les efforts des chimistes et des chirur-giens vers l'assainissement de l'air au milieu duquel vivent les blessés.

Aujourd'hui, ces idées ont enfin pris un corps ; et la démons-tration des germes-miasmes, ou plutôt des germes-ferments, n'était certes pas faite pour refroidir cette tendance vers la re-cherche des meilleurs moyens de désinfection, de purification de l'atmosphère de nos salles d'hôpital.

Cependant, dès l'instant où l'on tendait généralement à ad-mettre que les causes de la fermentation putride ne sont pas des gaz, mais bien des particules solides, des éléments figurés, on devait avoir et on eut la pensée d'intercepter le passage de ces poussières toxiques, de faire de la désinfection locale autour des plaies. De là, les pansements par occlusion, les pansements par filtration de l'air (l'ouate de M. Alp. Guérin)[1].

Point n'est besoin d'ajouter que, pour notre part, nous nous rallions entièrement à l'idée qui paraît diriger aujourd'hui le monde chirurgical. Avec la plupart de nos contemporains nous pensons, en effet, que la grande question en litige doit trouver sa solution, beaucoup plutôt par la formation d'une atmosphère spéciale, localisée autour des plaies, atmosphère assainie par son isolement ou sa désinfection, que par l'assai-nissement général de l'air répandu dans les localités qu'habi-tent les blessés.

Notre conviction à cet égard est complète et ne laisse pas place au moindre doute dans notre esprit. Néanmoins, nous

---

[1] *Archives générales de médecine,* décembre 1871, p. 665.

croyons aussi qu'il serait irrationnel et à coup sûr souveraine-
ment imprudent de négliger, d'un autre côté, l'emploi des
moyens désinfectants généraux dont nous pouvons disposer et
qui, sans nous mettre particulièrement à couvert du danger,
le diminuent cependant dans de très-notables proportions.

Ces moyens, nous devons nous borner ici à les indiquer pour
faire connaître incidemment ceux que nous préférons, et aussi
notre manière de les mettre en œuvre.

En tête des moyens de désinfection de l'atmosphère noso-
comiale, plaçons l'établissement d'un rapport convenable entre
le cubage de l'air et le nombre relatif des malades; l'évacuation et le badigeonnage fréquents des salles; la suppression
absolue de tous rideaux autour des lits; l'aération assurée des
locaux, par des prises d'air, haut et bas (nécessité absolue des
fenêtres à imposte pour toute salle d'hôpital); et enfin, à l'imitation des Anglais, les larges cheminées, cet antique, économi-
que et excellent appareil de renouvellement et de purification
de l'air.

Tout ceci est connu de chacun, nous n'avons pas à nous y ap-
pesantir. Mais ces procédés si simples, d'une hygiène en apparence vulgaire, n'ont pas paru suffisants; on leur a adjoint des
moyens plus scientifiques, on a voulu par l'intervention des
procédés chimiques atteindre, au milieu même de l'atmosphère,
et y détruire les agents dits miasmatiques, gazeux ou solides
qui s'y trouvent soit en dissolution, soit à l'état de suspension.

De là, les fumigations nitreuses, chlorurées et aujourd'hui
les vapeurs phéniquées.

Quelques-unes de ces vapeurs n'étant pas respirables, celles
d'acide hypoazotique par exemple, et aussi celles de chlore à
un trop grand degré de concentration, ne peuvent être utilisées que pour la désinfection des localités évacuées préalablement par les malades.

Les autres, et c'est de celles-ci que nous avons l'intention
de dire quelques mots, compatibles avec l'exercice des fonctions pulmonaires, sont dégagées, dans les salles occupées, au
voisinage même des blessés. Parmi ces dernières se rangent
principalement le chlore en faible proportion, et les vapeurs
phéniquées.

En ce qui concerne l'acide phénique, nous avons déjà exprimé, dans le cours de ce travail, les doutes qu'il est permis

d'élever au sujet des propriétés destructives des germes atmosphériques qu'on est aujourd'hui assez généralement disposé cependant à accorder aux émanations phéniquées. L'action de ces vapeurs est bien plus incertaine encore en ce qui concerne la destruction des gaz fétides produits de la putréfaction, que l'odeur pénétrante de l'acide phénique ne fait très-probablement que masquer. Dans tous les cas, rien de facile comme d'obtenir des vapeurs carboliques, en mélangeant cet acide avec 25 à 30 fois son poids d'eau et en répandant ce liquide en aspersion sur le sol des salles ou même sur les draps des lits des malades[1].

A ce procédé, fort employé en Angleterre, nous préférons, comme plus sûr, celui bien plus ancien du dégagement des vapeurs chlorées. En effet, si les effets des vapeurs chlorées sur les ovules ou sporules atmosphériques ne sont guère mieux démontrés que ceux des vapeurs d'acide phénique, l'action décomposante énergique et immédiate du chlore sur les gaz putrides, et principalement sur l'ammoniaque, l'hydrogène sulfuré et leurs composés, est du moins d'une certitude absolue. C'en est assez pour renoncer moins que jamais à l'usage de ce précieux agent dans nos établissements nosocomiaux, les casernes, les prisons; dans tous les lieux, en un mot, où l'air est naturellement vicié par des agglomérations d'hommes dans un espace relativement restreint.

C'est donc l'hypochlorite de chaux que, traditionnellement, nous continuons à employer dans nos salles. Seulement nous en avons modifié quelque peu le mode d'évaporation ; aussi est-ce uniquement sur ce point que nous désirons ici donner quelques explications.

Généralement, on le sait, l'hypochlorite de chaux, mêlé à une certaine quantité d'eau, est placé dans des terrines à fond plat maintenues au-dessous des lits Si l'on abandonne ce mélange dans cet état, sans y ajouter aucun acide, le dégagement de chlore s'y fait avec beaucoup de lenteur, et comme ce dégagement n'a lieu qu'à la surface du liquide par suite de l'action de l'acide carbonique de l'air, et que, d'autre part, cette surface est toujours nécessairement d'une étendue fort restreinte, le chlore gazeux ne se produit qu'en très-faible quantité.

[1] Payen, *Revue scientifique*, 1872, n° 2.

Dans le cas au contraire où, pour activer le dégagement des vapeurs chlorées, on ajoute au mélange un acide quelconque, acide acétique ou chlorhydrique, le déplacement du chlore s'effectue alors avec beaucoup trop d'énergie et de rapidité, les effets n'en peuvent être que peu durables, en même temps qu'ils sont trop irritants pour la muqueuse pulmonaire.

Pour éviter ce double inconvénient, pour obtenir un dégagement lent, continu, et néanmoins suffisant, qui ne péchât ni par excès ni par défaut ; d'autre part, pour que le gaz chloreux se dégageât à un niveau qui, vu son poids supérieur à celui de l'air, facilitât son mélange avec l'atmosphère ambiante, nous nous sommes arrêtés depuis longtemps déjà au procédé suivant : sur des cordes tendues en travers dans nos salles, nous suspendons de vieux draps ou des linges quelconques préalablement trempés dans un lait assez épais d'hypochlorite de chaux. Ces draps à peine exprimés, sont laissés en place pendant quatre à cinq heures, et retrempés dans le liquide désinfectant, au moment des pansements, le matin et surtout le soir. On comprend les avantages de ce système, qui procure une très-large surface d'évaporation, et en même temps une évaporation lente, l'acide carbonique de l'air étant le seul agent chimique qui ici détermine le déplacement.

Tout ce qu'on peut objecter à cette façon de faire, c'est l'usure rapide des linges fortement attaqués par le chlorure de chaux. Il serait, d'ailleurs (ce que nous avons effectué), facile de tourner cette difficulté, tout en augmentant encore les surfaces d'évaporation, par l'emploi, à la place des draps, de sorte de claies ou stores en minces lattes de bois, ou plus simplement en paille, dont les tiges horizontales parallèles et légèrement espacées seraient soutenues de chaque côté par un fil de fer galvanisé ou mieux par deux liteaux de bois jumelés. Un lait très-épais de chlorure de chaux serait, à l'aide d'un gros pinceau de tapissier, étendu sous forme de badigeonnage, à la surface de ces claies, préalablement suspendues. Enfin, au-dessous de ces claies, on devrait encore, pour défendre le parquet des salles, placer un long récipient en zinc, destiné à recevoir l'excédant du liquide.

Tel est le moyen qui, avec la ventilation aussi complète que possible des salles et la suppression de tout rideau, nous a paru offrir les garanties les plus sérieuses.

Au surplus, relativement à la ventilation et aux désinfectants chimiques de l'atmosphère, nous nous rangeons entièrement à l'avis de M. Chalvet[1] exprimé en ces termes : « Une salle d'hôpital ne devrait sentir que le chlore ou rien. »

Avant d'en finir cependant avec ce qui concerne l'hygiène des blessés, je tiens à ne pas omettre un point qui, à mon sens, est souvent beaucoup trop négligé dans les hôpitaux. Je veux parler de la propreté du corps même des malades.

Sans doute, il est de règle, dans les établissements bien tenus, de prescrire un bain à tout blessé au moment de son entrée ; mais l'état du malade ne permet pas toujours de satisfaire à cet excellent usage, et, dans tous les cas, lorsque le traitement se prolonge, il arrive souvent un moment où de nouveaux bains seraient indispensables, alors que la situation actuelle du patient ne permet plus de les administrer. Et cependant, quoi de plus utile que de favoriser par une entière propreté les fonctions cutanées, toujours si importantes, mais plus encore chez un blessé grave, dont la peau, nous l'avons vu, peut être appelée à servir de principal émonctoire pour l'élimination du poison traumatique. D'autre part, la peau sur laquelle on laisse s'accumuler les poussières atmosphériques, ne peut-elle pas être considérée, dans ce cas, comme le support des germes-ferments, qui alors ont si peu de chemin à faire pour se répandre sur les surfaces ensanglantées. Pénétré de cette double vérité, et me trouvant parfois cependant dans l'impossibilité absolue de recourir aux bains, je les remplace alors, chez nos blessés graves, par des onctions générales à l'axonge. Ces onctions sont faites une ou deux fois par jour, sur toute la surface du corps, s'il le faut partiellement et *successivement*, et, dans tous les cas, pendant un temps suffisant pour que la graisse puisse ramollir et pénétrer la cuticule épidermique. Deux ou trois frictions pareilles suffisent ordinairement pour rendre à la peau toute sa souplesse et toute sa netteté. Après chaque friction, la couche d'axonge est laissée sur la surface cutanée ; les draps se chargent, en effet, les mouvements du malade aidant, de débarrasser la peau des matières épidermiques et graisseuses combinées. Cet espèce de bain à la graisse a, en définitive, les mêmes résultats que le bain à l'eau, sans le déplacement obligé

[1] Chalvet, *des Désinfectants* (*Mémoires de l'Académie de médecine*, 1865 t. XXVI, p. 551).

et la crainte des effets d'un abaissement, toujours dangereux, de température. Tout au contraire, sous ce dernier rapport, les propriétés isolantes de la graisse peuvent être favorables, surtout en hiver et chez les malades notablement affaiblis.

E. — Appréciation générale de notre mode de pansement.

Après avoir exposé, dans tous ses détails, notre mode de pansement des plaies et de traitement des blessés, si maintenant nous essayons de résumer nos idées sur ce sujet, si nous cherchons à apprécier sommairement notre méthode, nous commencerons par répéter que, dans tout ce que nous proposons, il n'y a, sans nul doute, absolument rien d'original. En effet, il a été très-facile de constater, en lisant ce travail, que tous nos moyens, sans aucune exception, ont été empruntés à la pratique de nos devanciers ou de nos contemporains.

Mais en même temps que nous répudions hautement toute prétention au titre d'inventeur, nous croyons aussi, par suite d'une meilleure application et d'une plus heureuse combinaison d'agents et de procédés thérapeutiques déjà connus, nous croyons être parvenu à réaliser un perfectionnement qui n'est pas sans quelque valeur dans le traitement des solutions de continuité.

Au surplus, en tout ceci, nous avons simplement essayé de procéder par une sorte d'éclectisme chirurgical, notre pansement étant en définitive, à la fois : un pansement *rare*, *humide*, *désinfectant*, *antiseptique*, *isolant*, et aussi un pansement par *occlusion* et par *incubation*. Prouvons-le en quelques mots.

I. *Notre pansement est un* PANSEMENT RARE. — C'est un pansement rare, avons-nous dit d'abord.

Certainement, en fait, nous sommes parfois amené à renouveler assez fréquemment nos pièces d'appareil, mais c'est là l'exception; le plus souvent, le pansement est maintenu à demeure un très-long temps, quelquefois même jusqu'à parfaite guérison. On peut donc avancer que si notre pansement est, dans certaines circonstances, obligatoirement changé, le plus ordinairement les pièces qui le composent restent en place; moins toutefois le taffetas ciré, que nous nous contentons de développer pour pratiquer les arrosages coaltarés quotidiens et parfois même bi-quotidiens.

En adoptant les pansements rares, qui remontent du reste à Magati[1], nous n'avons fait que suivre l'exemple de Larrey, de Macartney[2], et aussi de la plupart des chirurgiens modernes.

Seulement, si le principe, depuis longtemps connu, est, surtout aujourd'hui, assez généralement adopté, les moyens d'application laissent encore, on peut le dire, quelque chose à désirer.

En effet, pour qu'on pût arriver à ne plus découvrir les plaies, il fallait de toute nécessité deux conditions indispensables : supprimer les accidents consécutifs, et d'autre part, permettre au pus de s'écouler à l'extérieur à travers les pièces d'appareil. Bon nombre de praticiens sans doute comprirent ces indications.

La cuirasse de Chassaignac, par exemple, eut, pour principal objectif, le renouvellement aussi rare que possible des pièces d'appareil, tout en permettant l'issue facile de la suppuration. Mais ce pansement, malgré tous les avantages qu'il présentait, n'obviait pas aux causes de septicité et là était son côté vulnérable. Le pansement ouaté est aussi, je dirai plus, est surtout un pansement rare ; mais ici encore les agents de la putridité ne sont ni détruits ni sûrement éloignés de la plaie.

Avec notre pansement au coaltar, nous avons cherché à remplir ces lacunes, en nous opposant d'abord à la fermentation, et ensuite en permettant la libre filtration du pus et le lavage médiat de la plaie à travers les couches poreuses des pièces d'appareil. Nous sommes donc arrivé ainsi à un pansement non pas seulement intentionnellement rare ; mais en réalité aussi peu fréquent que les circonstances particulières du traumatisme le comportaient. En définitive, avec notre mode de procéder, avec notre pansement à la fois *antiseptique*, à *température égale*, et à *humidité constante*, il nous paraît que la cause des pansements rares est gagnée, autant du moins qu'elle peut l'être, eu égard à la nature même des choses.

---

[1] Magati, *De rara vulnerum medicatione, seu de vulneribus raro tractandis*. Venise, 1616.
[2] Topinard, p. 74.

II. *Notre mode de pansement est un pansement à l'eau*. — Il rentre directement, en effet, dans la catégorie des pansements à humidité permanente, tels que les ont successivement fait connaître Lombard, Percy, Larrey, en France; et sous le nom de *water-dressing*, Macartney et Liston, en Angleterre.

Ce mode de pansement des plaies ne s'est réellement répandu dans notre pays que depuis les publications d'Amussat (fils), 1850, et de Topinard, 1860. Pour notre part, nous avouerons avoir puisé la première pensée de notre pansement actuel dans la thèse d'Amussat (fils). Aussi, avons-nous fait usage de l'eau à titre de topique émollient, avant de songer à la rendre antiseptique. Mais en adjoignant à l'eau tiède l'émulsion au coaltar, nous n'avons jamais cru nous priver des effets antiphlogistiques du pansement humide. Bien différente, sous ce rapport, des dissolutions d'acide phénique, l'émulsion coaltarée n'a en effet aucune propriété réellement irritante, et, notre conviction, basée sur les faits, est qu'en devenant désinfectant, notre pansement n'a pas cessé d'être émollient.

Seulement, tout en acceptant le principe, nous avons cru bien faire en nous écartant quelque peu de nos modèles; nous n'avons adopté ni le pansement anglais, ni celui d'Amussat dans leurs détails. Sans nier les avantages du *lint*, par exemple, nous n'avions plus les mêmes raisons que nos voisins pour proscrire la charpie, que nous rendons inoffensive en la désinfectant en même temps que la plaie elle-même; quant au pansement d'Amussat, persuadé que sa complication a été l'une des principales causes qui ont empêché, pendant si longtemps, l'usage de l'eau de se répandre dans la pratique chirurgicale française, nous n'avons jamais songé à imiter ces quatre couches successivement superposées : le crible, l'absorbant, l'humectant, et enfin le tissu imperméable[1]. Au résumé, de la charpie ordinaire, des compresses, et le taffetas imperméable nous ont toujours pleinement suffi. Avec ces moyens qu'on rencontre partout sous la main, et en y ajoutant les arrosages coaltarés, nous pensons arriver aux mêmes résultats que nos prédécesseurs, relativement aux effets relâchants, assouplissants, antiphlogistiques, en un mot : but principal de tout pansement humide.

[1] Thèse d'Amussat (fils), *De l'emploi de l'eau en chirurgie*. Paris, 1850, p. 66.

Un autre point plus important encore qui sépare notre pansement des pansements à l'eau employés jusqu'ici, c'est cette propriété qu'il possède et sur laquelle nous venons à l'instant d'insister, celle de pouvoir sans inconvénient être maintenu à demeure pendant un très-long temps. Loin de partager cet avantage, les pansements à l'eau simple, par la chaleur humide qu'ils entretiennent autour de la plaie, favorisent la fermentation putride et sembleraient théoriquement exiger un renouvellement plus fréquent des pièces qui les composent. Il est certain que Topinard nous apprend dans son travail qu'en Angleterre, les pansements à l'eau tiède *étaient renouvelés trois fois par jour, et deux fois la nuit, au moins*[1]. Amussat conseille des changements plus fréquents encore. Voici ses propres paroles : « Si l'inflammation est vive, on renouvellera assez souvent le pansement; il en sera de même si la production purulente est assez abondante. Dans les cas simples, on peut se contenter de changer le pansement toutes les quatre ou six heures[2]. »

On voit donc que si l'eau, en remplaçant les onguents, les pommades et surtout les cataplasmes, dont le nom, dit Liston, « est synonyme de putréfaction et malpropreté[3] », si l'eau, dis-je, a réalisé un véritable progrès, un pas restait cependant à faire; et ce dernier perfectionnement ne pouvait être obtenu que par les antiseptiques employés sous forme humide.

III. *Notre mode de pansement est un pansement à la fois antiseptique et désinfectant.* — Quant aux propriétés antiputrides et désinfectantes de notre pansement, c'est-à-dire à ses propriétés destructives des organismes-ferments et des gaz putrides, nous avons déjà développé ce point avec trop d'insistance pour que nous ayons à y revenir.

Contentons-nous , en ce moment, de rechercher les causes qui se sont opposées jusqu'ici à une plus grande vulgarisation du coaltar saponiné; et cela, malgré l'appui que lui ont accordé, ainsi que nous l'avons dit plus haut, plusieurs chirurgiens distingués des hôpitaux de Paris.

Ces causes, ou pour mieux dire cette cause, nous la trouvons dans une circonstance unique, dans la simple omission de cette

[1] Topinard, p. 75.
[2] Thèse d'Amussat, p. 69.
[3] Topinard, p. 75.

mince enveloppe de taffetas imperméable qui, dans notre pansement, s'oppose à l'évaporation du liquide.

Lemaire, Adolp. Richard, pas plus, très-probablement, que la plupart des chirurgiens qui ont essayé du coaltar saponiné, ne paraissent avoir songé à ajouter à l'antiputridité de l'agent, les bénéfices de l'occlusion, de l'inévaporation. Aussi ne faut-il pas s'étonner si eux aussi conseillent de renouveler le pansement plusieurs fois dans la même journée. « Un ou deux pansements sont faits dans les vingt-quatre heures[1], » écrit Jules Lemaire. « Souvent, nous dit encore Adolphe Richard[2], il faut renouveler le pansement deux à trois fois par jour. » Cet oubli de tout moyen d'occlusion était, nous allons le voir, une lacune dont les conséquences devaient très-notablement restreindre les bens effets produits.

En effet, sans l'enveloppe imperméable, le pansement au coaltar n'était plus un pansement par occlusion, c'est-à-dire un moyen maintenant autour des parties une constante humidité et une parfaite égalité de température ; et par cela même, ce pansement perdait la plus grande partie de son action émolliente, relâchante, antiphlogistique.

J'irai même plus loin. Pour moi, il est positif que sans la couche isolante de taffetas ciré qui l'entoure, le pansement coaltaré ne conserve plus au même degré ses propriétés antiputrides et désinfectantes. Notre manière de voir à cet égard se base sur les raisons suivantes. D'abord l'enveloppe imperméable, en séparant entièrement la plaie de l'atmosphère extérieure, empêche ainsi la pénétration de germes nouveaux. C'est là, pour nous, il est vrai, le côté le moins important de la question, car nous comptons bien plus sur l'isolement actif produit par le bain permanent antiseptique, ou pour mieux dire, par l'atmosphère aqueuse coaltarée que sur l'isolement purement mécanique dû à la toile cirée. Néanmoins, c'est là une première considération à ne pas négliger tout à fait. Mais une raison d'un bien autre poids est celle-ci : les principes actifs de l'émulsion coaltarée : acide phénique et benzine, étant essentiellement volatils, ne pourra-t-on pas s'attendre à voir notre émulsion s'affaiblir, si abandonnée à l'air libre et soumise par

---

[1] Jules Lemaire, *Du coaltar saponiné*, 1860, p. 18.
[2] Adolphe Richard, *Pratiques journalières de la chirurgie*, 1868, p. 14.

son application sur une plaie, à la température relativement
élevée du corps, l'acide phénique et la benzine se séparent incessamment du liquide qui les contient et se dégagent au dehors sous forme de gaz? Au bout de dix à douze heures, pourra-
t-on répondre que le coaltar saponiné ainsi incessamment affaibli,
soit capable de constituer avec les pièces du pansement, un
'cataplasme antiseptique aussi sûrement préservateur? La chose,
il est permis de l'avancer, est au moins douteuse.

Reste enfin une dernière considération qui se rattache au
même fait, la septicité, et que nous voulons signaler encore,
bien qu'elle ne s'appuie, celle-ci, que sur une interprétation
toute vitale, conséquemment plus contestable. Entouré de son
enveloppe imperméable, notre pansement devient un pansement par incubation, c'est-à-dire maintenant les parties recouvertes, à la température du corps : 35 à 40°. Cette chaleur permanente ne facilitera-t-elle pas localement la diaphorèse ; les
fonctions d'exhalation ne tendront-elles pas sur ce point à l'em-
porter sur celles d'absorption ; n'arrivera-t-il pas là ce qui se
passe sur la surface cutanée tout entière, lorsque cette surface de
sécrétion est soumise à une élévation de température? Eh bien !
s'il en est ainsi, et il serait difficile de le nier, nous devons logiquement en conclure que le pus, au contact de la plaie, sera moins
sollicité à pénétrer à travers les bouches absorbantes et que,
partant, les dangers de l'intoxication putride, si, bien entendu,
le pus est contaminé, en diminueront d'autant. A cette argumen-
tation, nous prévoyons, il est vrai, une réponse : la chaleur,
nous dira-t-on, qui dilate tous les corps, ne pourra pas manquer d'agrandir, de dilater ces pores absorbants dont vous venez
de parler. Conséquemment, votre raisonnement porte à faux
de ce côté. Aussi, comme nous le faisions pressentir à l'instant,
insisterons-nous peu sur ce point, sachant bien que les phénomènes d'ordre physiologique se prêtent souvent à des explications trop diverses pour qu'on puisse en déduire des preuves
absolument convaincantes.

Quoi qu'il en soit, et en sacrifiant même ce dernier argument,
il n'en demeure pas moins certain pour nous que, ne fût-ce
qu'en s'opposant à la volatilisation de l'acide phénique et de la
benzine, la toile imperméable ne peut qu'ajouter, et dans une
notable proportion, aux garanties antiseptiques du pansement
coaltaré. Cette seule considération pourrait donc suffire pour

démontrer toute la supériorité de notre mode de pansement sur le pansement coaltaré à l'air libre.

Dans la même sphère d'idées, il est encore une considération qui doit expliquer les résultats plus efficacement préservateurs que nous obtenons de notre mode de pansement, comparé au pansement ordinaire à l'émulsion coaltarée. Cette cause de sécurité plus grande, nous la trouvons dans l'adjonction de la poudre de charbon coaltaré, qui place au contact direct de la plaie et dans toute l'épaisseur de la couche de charpie enveloppante, une poudre énergiquement parasiticide par la très-forte proportion de coaltar qu'elle renferme, et en même temps d'une puissance d'absorption très-grande relativement aux gaz fétides, c'est-à-dire d'une action désinfectante assurée. Le charbon en particulier nous paraît jouer ici un rôle d'une grande portée, s'il est vrai, comme il est permis de le croire, que l'intoxication traumatique tient non-seulement aux microphytozoaires, causes de la fermentation putride, mais encore aux gaz fétides, produits de cette même fermentation.

Enfin, à la faveur de cette antisepticité, plus complète et mieux affirmée, par suite de cette incubation qui entretient autour de la blessure une température toujours égale au milieu d'une constante humidité, nous avons pu, et c'est là encore une des meilleures explications de la supériorité de notre méthode, nous avons pu transformer le pansement coaltaré en un *pansement rare*, et parfois même en un pansement *unique*; nous avons pu ajouter au pansement désinfectant de Lemaire, tous les bénéfices de l'isolement par occlusion.

.IV. *Conclusion*. Le pansement à l'émulsion coaltarée est donc devenu entre nos mains, comme nous le disions en commençant, à la fois un pansement *rare, humide, désinfectant, antiseptique,* un pansement *isolateur* et un pansement *par incubation.* Ce qui revient à dire qu'à lui seul il résume, autant que faire se peut, tous les avantages que nous offrent séparément les diverses méthodes de pansement des plaies, le plus justement préférées, celles qui aujourd'hui semblent se partager la faveur des hommes de l'art.

F. — Parallèle entre notre mode de pansement et les principales méthodes en usage aujourd'hui.

Essayons de démontrer cette dernière assertion, en comparant aussi brièvement que possible notre mode de pansement avec les méthodes les plus répandues en ce moment : avec le pansement à l'ouate, à l'acide phénique et à l'alcool, par exemple.

Le pansement à l'ouate, et c'est le reproche le plus grave qu'on puisse lui adresser, ne constitue pas un moyen réellement et efficacement antiseptique.

L'acide phénique, à moins qu'il ne soit dilué dans une proportion qui compromette son action parasiticide, représente un topique irritant que les surfaces dénudées ne sauraient tolérer sans de sérieux inconvénients.

L'alcool pur est sans doute un antiputride énergique, mais il dessèche les plaies et s'oppose à tout travail de réparation ; s'il est étendu, au contraire, il perd ses propriétés antiseptiques et n'est plus qu'un excitant plus ou moins indiqué par l'état particulier de la plaie.

Pour poursuivre ce parallèle, en ce qui concerne plus spécialement le pansement de M. Alp. Guérin, celui qui, par l'intérêt d'actualité qui s'y rattache et la vogue qu'il a obtenu à si juste titre, mérite toute notre attention, faisons encore remarquer ceci : c'est que le pansement à l'ouate, quelle que soit l'opinion qu'on adopte sur son compte, n'arrivera jamais à généraliser ses applications, comme le peut faire notre pansement à l'émulsion coaltarée.

Il est parfaitement évident, et la lecture du remarquable travail de M. Hervey [1] le prouverait au besoin, il est incontestable que dès l'instant où les accidents de septicité se sont développés, surtout localement, sous forme d'érysipèle, de phlegmon diffus, par exemple, il faut de toute nécessité renoncer au pansement à l'ouate et en revenir aux moyens ordinaires. En d'autres termes, l'ouate est un moyen antiseptique préventif ; mais c'est là tout. Quand la fermentation putride s'est établie,

[1] *Pansements à l'ouate* (Hervey, *Archives générales de médecine*, décembre 1871, p. 641).

le coton serait incontestablement bien plus dangereux qu'utile.

L'action de notre mode de pansement, au contraire, n'est pas bornée par de pareilles limites, elle ne se circonscrit pas dans une aussi étroite sphère. Alors même que la putridité est en pleine activité, lorsque la nécessité de surveiller la plaie, de la drainer, de pratiquer des incisions nouvelles, des débridements, d'appliquer des caustiques, imposera le renouvellement fréquent du pansement ; alors encore, notre poudre de charbon coaltaré et nos arrosions au coaltar saponiné trouveront leurs plus utiles indications. A l'appui de cette assertion, il nous serait facile de citer de nombreuses observations, dont quelques-unes des plus probantes ont été au reste, relatées déjà dans les mémoires concernant nos appareils nouveaux contre les fractures de la jambe et du membre supérieur [1].

On peut donc avancer qu'en dehors de toute autre considération, notre mode de pansement a encore sur l'ouate de M. Guérin ce très-notable avantage de s'adapter à tous les cas ; en un mot, le coaltar saponiné l'emporte par la généralisation de son application.

Il est néanmoins une circonstance particulière où l'ouate semble prendre une réelle supériorité sur la charpie coaltarée, c'est lorsqu'il devient indispensable, en temps de guerre par exemple, de transporter les blessés à des distances quelques fois considérables. Ici, il n'est pas possible en réalité d'imaginer un moyen plus heureusement approprié que l'ouate pour protéger les parties lésées, les moignons plus spécialement, contre tout ébranlement douloureux, tout choc plus ou moins offensif. Mais si cet avantage, fort justement apprécié dans le travail de M. Hervey, est d'une vérité irréfragable, il nous semble qu'on pourrait, sans le sacrifier en aucune façon, y adjoindre encore les garanties antiseptiques du charbon et du coaltar.

En effet, pourquoi dans ces cas exceptionnels ne pas combiner les deux moyens, afin d'obtenir un résultat plus parfait ? Pourquoi, après avoir appliqué notre pansement désinfectant ordinaire, ne pas envelopper notre couche humide de charpie, d'une épaisse atmosphère de coton. Ce serait là un protecteur mécanique extérieur ajouté à la cuirasse antiseptique intérieure,

[1] Mémoires déjà cités (*Archives de médecine navale*, octobre et novembre 1872), tirage à part. J.-B. Baillière.

ce serait une sorte d'emballage à double fin, du moignon ou du membre blessé. Les deux moyens, loin de s'exclure, ne feraient dans ce cas que se compléter.

G. — Résultats pratiques. (Observations)

Pour achever ce parallèle, que nous venons d'esquisser à grands traits, entre les modes de pansement le plus généralement adoptés aujourd'hui, il nous reste à exposer les résultats de notre pratique.

Afin de donner quelque autorité à nos assertions, sous ce rapport, commençons par établir que nos essais ne datent pas d'hier. Voilà plus de dix années que nous expérimentons, ou, pour mieux dire, que nous appliquons le même moyen. Nous avons pu l'employer sur une grande échelle dans les services chirurgicaux de nos trois grands ports militaires, Rochefort, Toulon et Brest; et ajoutons ici qu'après cette longue série d'années nous n'aurions aujourd'hui que bien peu de chose à changer à une lettre qu'en 1862, alors que nous occupions la chaire de médecine opératoire à l'école de Rochefort, nous adressions à notre confrère, M. le professeur Jossic, aujourd'hui directeur du service de santé dans ce même port, lettre qu'on retrouvera dans la notice de M. Le Beuf, sur le coaltar saponiné.

« Rochefort, 1862.

« Depuis que j'emploie la préparation de M. Le Beuf, je n'ai pas eu le regret d'observer dans nos salles un seul cas de pyohémie. N'y aurait-il ici qu'une simple coïncidence? La chose serait certainement possible; cependant, ne serait-il pas permis, jusqu'à un certain point, d'admettre qu'en s'opposant très-efficacement à la décomposition putride des éléments du pus cet agent nouveau constitue un des moyens prophylactiques les plus sûrs contre les funestes effets de la résorption des produits contaminés des solutions de continuité? Quoi qu'il en soit de cette hypothèse, que de nouvelles et plus nombreuses expériences pourraient confirmer, il n'en demeure pas moins avéré pour moi que le *coaltar saponiné*, au point de vue plus restreint, sans doute, mais bien plus important encore de son action purement locale, laisse bien loin derrière lui les divers agents antiseptiques connus jusqu'ici, et que cette action détersive, si incontestable, possède en outre l'avantage inappréciable, dans quelques cas, de s'exercer *sans causer la moindre irritation sur les surfaces même enflammées* avec lesquelles l'émulsion coaltarée est en contact. Il est à peine nécessaire de rappeler, à ce propos, que cette action irritante n'est pas toujours sans inconvénients lorsque l'on fait usage des chlorures alcalins, par exemple, et même après l'application de la teinture d'iode, dont les propriétés modificatrices ne se maintiennent pas toujours dans les limites favorables à une utile substitution. »

Cette citation, dont nous aurions bien aujourd'hui à modifier quelque peu les termes, n'a pas d'autre but que celui de démontrer que nos convictions s'appuient sur une expérience déjà assez ancienne pour offrir quelques garanties.

Établissons maintenant quel est le degré d'immunité que nous obtenons par l'emploi de notre mode de pansement.

Disons bien haut tout d'abord que notre procédé, ainsi qu'on peut le dire, au surplus, de tout autre moyen chirurgical, n'a rien d'infaillible. Je ne surprendrai certainement personne en annonçant que, quelque soin qu'on puisse mettre à l'application du pansement au coaltar et au charbon, on devra parfois s'attendre encore à des mécomptes ; mais je crois pouvoir annoncer également que les plaies, traitées comme nous le conseillons, seront suivies d'accidents aussi peu fréquents et aussi peu graves que possible.

Entrons, à ce sujet, dans quelques détails.

Chose bien remarquable, la majorité de nos blessés ou opérés, dans le cas où, bien entendu, ils ont été pansés *immédiatement* par notre procédé, échappent entièrement même à la *fièvre traumatique primitive.* Ce fait, que nous avons eu très-souvent l'occasion de constater, se retrouvera dans bon nombre des observations relatées à la fin de ce travail, observations qui, pour quelques-unes, portent précisément sur des cas d'écrasement des doigts, lésions se compliquant si volontiers, comme on le sait, d'accidents sérieux[1].

---

[1] Observation de Jarjavay, recueillie à Saint-Antoine (*Gazette des hôpitaux*, 1860, p. 550).

92	L.-H. BEAU.

C'est bien certainement par l'action antiputride du coaltar qu'il convient d'expliquer, dans ces cas, cet avortement absolu de toute réaction pyrétique initiale. Si, en effet, nous admettons, avec les pathologistes allemands,[1] que, dans la fièvre traumatique du début, nous devons voir surtout le résultat de l'absorption et du transport embolique, soit du sang lui-même, à l'état de thrombose intra ou extra-vasculaire tendant à la désagrégation, soit de quelques uns des éléments de cette mince couche gangrénée, de cette couche d'exfoliation qui occupe la surface de la plaie, il nous suffira alors, en appliquant à ces parties, en voie de nécrobiose, les idées qui ont cours sur la suppuration elle-même ; de dire que ce détritus sanguin, comme ces particules organiques frappées de mort, ne sont nullement dangereux par eux-mêmes, et qu'ils ne le deviennent que par le travail de fermentation putride auquel ils sont d'ailleurs si disposés. Avec une pareille théorie, qui ne nous paraît heurter en rien les opinions actuellement reçues sur ce sujet, il nous sera facile de nous rendre compte des effets antipyrétiques du coaltar, qui, dans ce cas, ne seraient en réalité qu'une nouvelle conséquence des propriétés antiseptiques de cet agent. D'ailleurs, peut-être même que, considéré à ce point de vue, cet effet antipyrétique du coaltar serait, en définitive, la meilleure démonstration de la valeur de cet agent comme parasiticide ; et nous admettons cette dernière assertion avec d'autant plus d'assurance, que nous trouvons la même pensée très-explicitement exprimée en ces termes dans le dernier travail de M. Sédillot : « La supériorité d'une méthode préservant de toute disposition infectieuse, et même de la *fièvre, qui en paraît une des manifestations*, est hors de doute[2]. »

A propos de l'*angioleucite* et de l'*érysipèle*, tout en constatant leur extrême rareté dans nos salles, et particulièrement la disparition complète autour de nous de ces épidémies qui ont pu, dans certains hôpitaux, rendre, quelquefois pendant des années, toute opération presque absolument impossible, nous ajouterons un fait extrêmement curieux, et que nous avancerions, avec quelque hésitation peut-être, si nous ne l'avions

[1] Virchow, *Pathologie cellulaire*, 10e leçon, p. 162. — Billroth, *Éléments de pathologie chirurgicale générale*, 13e leçon, p. 184, et 26e leçon, p. 398.
[2] Sédillot, *Mémoire sur les fractures des membres par armes de guerre (Archives générales de médecine*, 1871, p. 72).

pas observé maintes fois, et si enfin nous n'en trouvions pas implicitement la confirmation dans un travail des plus recommandables sur la matière.

Après avoir constaté le peu de fréquence de l'érysipèle chez les blessés pansés à l'alcool, M. Chédevergne [1] fait remarquer que, dans les trois seuls cas où l'immunité ne fut pas obtenue, l'exanthème se développa sur divers points du corps, mais qu'il n'atteignit jamais la plaie ni les parties baignées par le liquide alcoolique. C'est aussi de cette façon que les choses se passent avec le pansement au coaltar saponiné. Dans le courant de l'hiver dernier, nous avons eu, à Brest, l'occasion de voir le même fait se reproduire sous nos yeux, à plusieurs reprises, après une ablation de sein cancéreux. L'opérée, madame L..., eut plusieurs accès de fièvre d'intoxication traumatique, qui tous se terminèrent par une éruption érysipélateuse se manifestant sur l'épaule du côté opposé, sur la région dorsale, et même à la hanche, tandis que les lèvres de la plaie et toutes les parties recouvertes par le cataplasme antiseptique ne participèrent jamais en rien à la manifestation pathologique.

Arrivons maintenant à l'*infection putride* proprement dite.

Sans toucher en quoi que ce soit à l'immense et prédominante question de la *septicopyohémie*, sans nous demander si c'est avec raison que nous réunissons dans une seule dénomination deux formes morbides qui sont peut-être deux maladies distinctes, contentons-nous de dire que cet accident, de tous le plus redoutable, en ce sens surtout qu'il est encore peut-être le plus commun, après toute solution de continuité, se montre, lui aussi, et plus rare et surtout moins dangereux lorsque les plaies sont traitées par notre méthode de pansement.

Les propriétés antiseptiques et désinfectantes du coaltar suffiront sans doute pour expliquer la rareté plus grande de l'intoxication putride dans ce cas; mais on s'étonnera peut-être davantage du second terme de la proposition que nous venons de formuler ainsi : la septicopyohémie est moins dangereuse après le pansement coaltaré.

Pour nous, la chose se présente cependant à l'état de fait acquis, et voici notre explication : Les effets d'un poison, quelque dangereux qu'il puisse être (et l'on nous accordera au

_____
[1] *Bulletin général de thérapeutique*, 1864, p. 249.

moins que les gaz putrides, sinon les ferments, ne sont, eux, rien de plus que des agents toxiques), les effets d'un poison s'exercent toujours en raison directe de la dose de ce poison. Cet axiome admis, quoi de plus naturel que l'antidote, s'il ne neutralise pas le poison d'une manière complète, le détruise néanmoins en partie, et conséquemment atténue d'autant les symptômes toxiques. L'application de ce raisonnement au poison traumatique et au coaltar saponiné, son antidote, est bien facile à déduire.

Donc, lorsque notre pansement n'empêche pas absolument les accidents septicopyohémiques, il les modère. Ce résultat est encore des plus importants. C'est la confiance que nous avons dans cette action atténuante du coaltar, même alors que la maladie est pleinement confirmée, qui nous a déterminé bien des fois à entreprendre certaines grandes opérations, des amputations de jambe, par exemple, après un ou plusieurs frissons pyohémiques des plus prononcés ; alors, bien entendu qu'aucun symptôme annonçant une détermination organique particulière ne nous avait fait craindre l'existence d'une collection purulente parenchymateuse, ou d'un épanchement dans une cavité séreuse.

Et, pour citer un exemple, nous nous souvenons avoir amputé, en 1867, à l'hôpital maritime de Toulon, un marin atteint de fracture spiroïde du quart inférieur du tibia, compliquée de plaie et de fissure articulaire. Comme toujours, le diagnostic du degré de la lésion étant fort difficile à établir, nous fûmes amené à tenter la conservation, et nous ne nous décidâmes au sacrifice du membre qu'après qu'un frisson des plus violents et d'une durée de près de deux heures se fut manifesté. Le cas nous paraissait désespéré, et cependant le malade, amputé au lieu d'élection, put être amené à parfaite guérison.

En résumé, nous avons la conviction qu'avec une alimentation convenable, une administration largement comprise des toniques et des excitants, le sulfate de quinine, l'alcoolature d'aconit, et enfin notre pansement, on peut avoir la prétention légitime et l'espoir fondé, sinon de prévenir et de guérir toujours la septicopyohémie, du moins de restreindre très-notablement ses terribles dangers.

Car notre intime conviction est celle-ci : les accidents septicopyohémiques sont tous déterminés par une véritable intoxication, mais pouvant se produire à des degrés très-divers ; depuis la simple fièvre traumatique jusqu'à la pyohémie la plus avancée, les nuances étant, pour ainsi dire, infinies. Donc l'empoisonnement traumatique est souvent curable, à moins de collections purulentes occupant les organes essentiels à la vie.

Cette curabilité de la pyohémie, et l'heureuse influence de nos moyens thérapeutiques locaux et généraux contre la maladie confirmée, se sont trouvées démontrées une fois de plus, et de la façon la plus péremptoire, dans un cas d'amputation de jambe que nous avons dû pratiquer à l'hôpital de Brest dans le courant de l'hiver 1870-71.

Voici le résumé très-succinct, mais bien convaincant, à notre avis, de la feuille de clinique de ce malade :

Delahay (Hippolyte), deuxième maître charpentier en retraite, 58 ans, entre à l'hôpital le 22 février 1871.

Cet homme, admis à l'hôpital pour une attrition complète de la jambe gauche, résultant du passage d'une roue de charette, fut amputé douze heures après l'accident, au lieu d'élection, par le procédé de Sédillot à lambeau externe.

Pansement : quatre points de suture entrecoupée, l'angle postérieur restant libre ; quelques longues bandelettes de diachylon ; poudre de charbon et de coaltar ; émulsion coaltarée au 10° ; enveloppe imperméable.

Delahay ayant avoué des habitudes alcooliques invétérées est mis à l'usage d'une potion au café, contenant 40 grammes de rhum ; nourriture largement réparatrice ; 200 grammes de viande crue ; portion entière de vin vieux.

Des accidents d'intoxication traumatique grave s'étant manifestés : fièvre à forme rémittente, avec frissons suivis de sueurs abondantes, on ajoute à la potion, 1 gramme de sulfate de quinine ; et l'on prescrit l'alcoolature d'aconit à la dose de 5 grammes.

Énorme abcès à la fesse gauche : double incision de 5 à 6 centimètres et drainage ; injections bi-quotidiennes au coaltar saponiné ; même pansement extérieur que celui du moignon.

Plus tard, abcès considérable à la jambe droite, occupant toute la longueur de cette partie du membre ; sorte de phlegmon diffus, pénétrant profondément sous l'aponévrose dans les interstices musculaires.

Même traitement que pour l'abcès de la fesse.

Jamais le moindre accident du côté du moignon, qui n'a pas cessé d'être toujours pansé de la même façon ; c'est-à-dire littéralement enseveli dans la poudre de charbon coaltarée, et maintenu dans un bain permanent d'émulsion coaltarée. Il sort guéri le 29 septembre.

Il est bon d'ajouter que notre hôpital était, au moment où cet homme a été opéré, plus envahi que jamais par les mobiles du Mans, qui continuellement importaient à Brest la pourriture d'hôpital.

Pour compléter ce que nous avons à dire sur les effets préservateurs de notre pansement, j'ajouterai encore ici, et seulement pour mémoire, car nous aurons à y revenir dans la seconde partie de ce travail, j'ajouterai que le coaltar, uni au
charbon, et employé concurremment avec l'enveloppe imperméable, nous a rendu les plus signalés services dans la dernière
épidémie de *pourriture d'hôpital* que nous avons eu à traiter
pendant l'hiver de 1870-71 à l'hôpital maritime de Brest, épidémie que nous venons de rappeler à propos de l'observation
Delahay. A la faveur de notre pansement, nous avons pu soustraire nos malades à la propagation du mal, qui n'a guère sévi
que sur ceux qui nous arrivaient du dehors. En immergeant
ainsi nos plaies dans une sorte de bain permanent, à la fois
antiseptique et désinfectant, nous avons rendu habitables pour
eux des salles voisines de celles occupées par des malades atteints de pourriture, et qu'il aurait fallu certainement évacuer,
si nous n'avions pas pu disposer d'un moyen isolateur aussi
sûr.

Nous nous réservons, quand le moment sera venu, d'insister
sur ce point important.

Enfin, en terminant cette étude appréciative de notre mode
de pansement, faisons ressortir encore une fois l'avantage particulier qui résulte de son ADAPTATION FACILE *à tous les appareils
contentifs comme à la plupart des bandages à extension et à
contre-extension.* Sans doute le pansement phéniqué et celui à
l'alcool se présentent, sous ce rapport, dans des conditions
tout aussi favorables, mais il ne serait évidemment pas possible
d'en dire autant du pansement de M. Adolphe Guérin.

Le volume énorme que forme le pansement à l'ouate rendra
toujours, dans les fractures compliquées, par exemple, son application difficile, sinon même parfois impossible avec certains
appareils de contention. Tout dernièrement encore, il a été facile de s'assurer de cette incompatibilité, à propos d'un réséqué
du fémur que M. le docteur Péan a bien voulu placer dans notre
double gouttière à coulisses crurales pour la fracture de la
cuisse [1]. Le pansement ouaté qui fut appliqué dans ce cas ne
pouvait évidemment, par la masse qu'il représente, qu'entraver les résultats qu'on devait attendre de l'appareil.

---

[1] *Archives de médecine navale,* 1872 (*Contributions à la chirurgie des fractures des membres*). Baillière, 1872.

Au contraire, en combinant le pansement coaltaré avec nos divers plans hyponarthéciques, nous avons pu amener à guérison, dans les meilleures conditions, certaines fractures compliquées des plus graves, ainsi que des plaies pénétrantes articulaires avec altérations primitives ou consécutives des os. Aussi considérons-nous notre pansement au coaltar comme le meilleur auxiliaire de nos appareils à fracture; c'est ce que nous avons, au reste, cherché à établir dans nos récents mémoires[1] sur ces appareils, en nous efforçant de faire aux pansements coaltarés la juste part qui leur revient dans les succès obtenus.

En regard de nos observations de lésions articulaires avec fracture, si heureusement guéries par notre pansement, nous pourrions, comme terme de comparaison, renvoyer le lecteur à la thèse de M. Combes[2], p. 28. On pourra y lire, en effet, sous le nº XV, les détails relatifs à l'observation Robert, qui, par suite d'une fracture de l'astragale, dut être réséqué de cet os et des deux malléoles.

Nous ne doutons pas que notre mode de pansement et notre planchette-hyponarthécique, pour les lésions graves du cou-de-pied, eussent été bien mieux appropriés à ce cas que le pansement à l'ouate de M. Guérin.

Le moment serait venu maintenant de confirmer nos assertions par des *faits* et des *chiffres*.

Nous serons très-sobre sur ce point, et voici nos motifs :

Sans médire des chiffres plus qu'il ne convient, chacun reconnaîtra, je pense, que les statistiques n'ont jamais fait défaut à aucun inventeur, ni même à aucun adepte d'un moyen, quel qu'il puisse être. Les exemples de cette vérité foisonneraient sous notre plume ; nous ne croyons ni nécessaire ni convenable de les relater.

Quant aux observations, on doit supposer qu'elles ne me manqueraient pas non plus. Les services chirurgicaux importants dont j'ai été successivement chargé dans nos trois grands ports militaires m'en fournirait aisément un nombre considérable. Mais, forcé d'imposer certaines bornes à ce travail, nous avons préféré consacrer à des détails descriptifs l'espace qu'il

[1] Plus haut cités (*Archives de médecine navale*, 1872).
[2] L. Combes, *Du pansement ouaté du docteur A. Guérin*. Thèse de Paris. 1871.

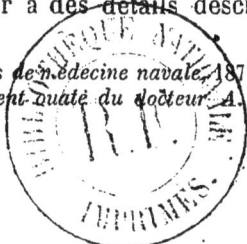

L.-H. BEAU.   7

nous aurait été tout aussi facile de donner à l'énumération et à la narration des faits.

Nous espérons que les confrères qui nous liront voudront bien nous croire un moment sur parole, et nous demeurons persuadé que, si les essais qui pourront être tentés se font avec toute l'exactitude et toute l'attention nécessaires, sans *absolument rien* changer ni omettre, chacun ne tardera pas à se faire une statistique personnelle bien autrement probante que celle que j'aurais pu publier aujourd'hui.

Car, ainsi que M. Sédillot vient de l'écrire dans son dernier mémoire, « les faits se reproduiront constamment, si les conditions en sont semblables [1]... »

Néanmoins, pour sacrifier à l'usage, nous allons terminer cette première partie de notre travail par un très-petit nombre d'observations qui n'ont pour tout mérite particulier que leur date, relativement récente.

Observ. I. — *Tumeur blanche tibio-tarsienne gauche, compliquée de phlegmon diffus et de pourriture d'hôpital; quelques signes de septicémie. — Amputation circulaire de la jambe à sa partie moyenne; pansement au coaltar saponiné et à la poudre de charbon et de coaltar; guérison le 72e jour.*

Queró (Joachim), âgé de 20 ans, né à Douarnenez (Finistère), matelot de 3e classe arrivant au service, est admis à l'hôpital de Brest, salle 4, le 18 décembre 1870, comme atteint de tumeur blanche tibio-tarsienne, gauche. Cette affection est spécialement caractérisée par un gonflement œdémateux considérable, sans changement de couleur à la peau, ni élévation notable de température. Pas de fluctuation appréciable : les douleurs articulaires rendent la marche impossible.

11 *février* 1871. — Un point fluctuant se manifeste derrière la malléole interne, application de caustique de Vienne.

10 *mars*. — Une exploration attentive de l'articulation démontre la présence de liquides sanieux infiltrés et de fongosités considérables. — Décollements étendus.

Dans le courant de ce mois, plusieurs contre-ouvertures sont effectuées à l'aide du cautère actuel.

23 *mars*. — A cette époque seulement les pansements au coaltar saponiné remplacent les cataplasmes émollients. Comme appareil de contention, on a essayé d'abord l'immobilisation par une guêtre silicatée à fenêtres; plus tard on place le membre sur l'appareil à hamac de M. Marcellin Duval.

23 *avril*. — Apparition de la pourriture d'hôpital; cautérisation énergique au perchlorure de fer.

[1] Sédillot, *Mémoires sur les fractures des membres par armes de guerre* (*Archives générales de médecine*, 1871, p. 424).

28 avril. — Quelques signes d'infection putride : anorexie, fièvre à type rémittent, suppuration plus abondante ; cautérisation au fer rouge.

3 mai. — L'état local s'aggrave de plus en plus ; plusieurs tendons sont largement dénudés.

L'état général qui, grâce aux analeptiques et aux toniques appropriés, s'était maintenu dans des conditions assez satisfaisantes jusque dans ces derniers temps, s'altère notablement aujourd'hui.

10 mai. — Le malade est évacué sur la salle de clinique chirurgicale. — Le lendemain l'amputation du membre est pratiquée. pendant le sommeil chloroformique, à la partie moyenne de la jambe, par M. le docteur J. Maréchal, chef de clinique. — Méthode circulaire avec incision verticale externe nécessitée par l'œdème des tissus ; trois ligatures ; lavage de la plaie à l'alcool ; réunion lâche par des bandelettes en linge fin cératé.

Pansement : le moignon, dont les chairs sont préalablement soutenues par une gouttière en gutta, appliquée directement sur sa face postérieure, est alors saupoudré du mélange au charbon et au coaltar ; puis il est recouvert de charpie pénétrée de la même poudre et maintenue par des compresses longuettes, sans aucune striction ; enfin, le tout ayant été largement arrosé à l'émulsion tiède au coaltar saponiné, une toile imperméable enveloppe l'ensemble des pièces de pansement ; extérieurement, deux longuettes contentives.

Position : Élévation du moignon à l'aide d'un coussin ; légère déclivité de la plaie relativement au genou.

Prescriptions : Demi-quart de la ration ; café noir, sucré et punché, un litre ; vin de bordeaux, un litre ; malaga, 100 grammes.

14 mai. — Réaction fébrile modérée, peu de douleur, même à la suite de pressions exploratrices exercées indirectement sur le moignon ; peu de sensibilité des ganglions cruraux ; calme parfait, appétit.

Deux fois par jour, lessivage médiat de la plaie au coaltar saponiné, à travers les pièces de pansement. Pour cela, l'on se contente de déployer le taffetas ciré enveloppant, sans le déplacer et sans mobiliser le membre en aucune façon.

Prescriptions : Chocolat, demi-ration ; viande rôtie ; demie de vin de Bordeaux ; café noir punché, un litre ; huîtres ; fraises ; cresson ; eau vineuse pour tisane.

19 mai. — Le pansement est renouvelé pour *la première fois*, bel aspect de la plaie ; sensibilité presque nulle ; aucun travail de réunion immédiate ; les os paraissent dénudés au fond du moignon, dont les chairs n'ont subi aucune rétraction.

20 mai. — État général très-satisfaisant, abcès peu étendu au niveau du péroné.

Trois fois par jour, arrosage avec 500 grammes environ de coaltar saponiné ; le pansement est renouvelé tous les trois à quatre jours.

25 mai. — Les extrémités osseuses sont évidemment nécrosées ; les chairs sont toujours d'une belle couleur vermeille ; suppuration abondante, entre les os et leur périoste.

15 juin. — Le moignon se condense visiblement.

12 juillet. — (63ᵉ jour après l'opération) ; on peut saisir, suivant l'axe du tibia, un point nécrosé et attirer à travers le trajet fistuleux correspondant au centre du moignon, une esquille mince et dentelée, de 6 centimètres de longueur ; la veille on a extrait de la même façon une autre esquille de 1 centimètre cube environ, en forme de disque, formée par la surface de section du péroné.

21 *juillet*. — Cicatrisation complète du moignon, le 72° jour de l'opération.

OBSERV. II. — *Écrasement du pouce et du médius droits ; fracture de la première phalange de l'index avec plaie ; plaie contuse de l'annulaire. — Résection de la première phalange du pouce ; désarticulation de la deuxième phalange du médius. — Guérison complète le 56° jour.*

Le 13 septembre 1870, le caporal d'armes Bedufour-Laulet (Jean), âgé de 27 ans, né à Alsat (Basses-Pyrénées), embarqué à bord de l'*Hermione*, se présente à l'hôpital, atteint des lésions sus-relatées. La main blessée a été prise quelques heures auparavant dans le trou par lequel passe la chaine destinée à amener l'échelle de coupée, cette chaîne étant en mouvement.

Les opérations nécessaires pratiquées, la fracture de l'index maintenue par une attelle de gutta, la main tout entière est entourée de charpie au charbon coaltaré, que l'on soutient par des compresses longuettes : arrosement à l'émulsion de coaltar ; puis enveloppement complet avec la toile imperméable. — La main et l'avant-bras sont alors immobilisés sur une palette à l'aide de quelques tours de bande, et élevés sur un épais coussin.

Arrosements quotidiens de façon à pénétrer, à lotionner tout le pansement et à débarrasser ainsi la charpie, du sang et plus tard du pus qui la pénètrent,

8 *octobre*. — Premier renouvellement du pansement, les plaies sont en parfaite voie de guérison ; le malade n'a pas eu un seul jour de fièvre ; une alimentation largement réparatrice a pu être prescrite, sans interruption, pendant tout le cours du traitement.

Pansement au vin aromatique, coupé de partie égale d'eau ; enveloppe imperméable, arrosements quotidiens au vin aromatique étendu.

15 *octobre*. — Pansement au vin aromatique pur.

La plaie est touchée chaque jour au crayon de nitrate d'argent.

2 *novembre*. — (40° jour de la blessure).

Le pouce et l'index sont entièrement cicatrisés, au médius il existe encore un petit trajet fistuleux.

14 *novembre*. — Guérison complète le 56° jour de l'accident.

OBSERV. III. — *Écrasement du bord interne de la main gauche et de l'auriculaire correspondant. — Ablation de ce doigt. — Guérison le 44° jour.*

Le mousse Genet (Maurice), âgé de 15 ans, né à Paris, embarqué sur l'*Inflexible*, eut, le 7 novembre 1871, l'auriculaire gauche écrasé par suite de la chute du grand mât de hune du vaisseau, tombant d'une hauteur de 80 centimètres environ. L'attrition de ce doigt fut complète et s'accompagna d'une vaste plaie contuse occupant une grande partie de la région hypothénar ; le 5° métacarpien fut entièrement dénudé dans sa moitié inférieure ; hémorrhagie abondante au moment de l'accident.

Amputation de l'auriculaire, pansement au coaltar et au charbon, poudre et émulsion; comme dans le cas précédent.

Pas un seul instant de réaction générale, ni de douleur locale.

Le premier pansement est maintenu pendant 16 jours.

A la levée de l'appareil, la plaie est aux trois-quarts cicatrisée.

L'émulsion coaltarée est alors remplacée par le vin aromatique.

Le mousse Genet, entièrement guéri, était évacué le 21 décembre, sur une salle de convalescents, 44 jours après l'accident.

OBSERV. IV. — *Plaie lacéro-contuse de l'éminence thénar - gauche. — guérison 55 jours après l'accident.*

Rosec (Louis), âgé de 18 ans, né à Brest (Finistère), menuisier à l'Arsenal maritime.

Le 27 février 1872, cet ouvrier, en travaillant dans le port, eut la main gauche prise par une scie circulaire. Il en est résulté une plaie par déchirure occupant toute l'épaisseur des muscles de la région thénar, le premier métacarpien a été mis à nu, sans néanmoins avoir été atteint ; une hémorrhagie immédiate assez abondante a exigé l'application de quelques fils à ligature.

Même mode de pansement et même résultat que dans l'observation précédente.

Notre pansement désinfectant et inévaporant a été maintenu en place jusqu'au 22 mars (24 jours), sans qu'aucun accident local ou général d'aucun genre se soit manifesté.

A la levée du premier appareil, cicatrisation presque complète.

Ce malade, entièrement guéri, pouvait être dirigé pendant la deuxième quinzaine d'avril, sur une salle de convalescents.

Appréciation. — Pour nos collègues de la marine, ce dernier cas ne sera pas sans avoir une sérieuse valeur. Nous connaissons tous, en effet, la gravité exceptionnelle que présentent les plaies produites par les scies circulaires. Quel est celui de nous qui n'a pas eu l'occasion de constater les graves complications qu'entraînent si fréquemment les blessures de ce genre, et notamment ces fusées purulentes, ces phlegmons diffus de l'avantbras, dont les conséquences peuvent être si fâcheuses, ne fût-ce qu'au point de vue de l'intégrité des fonctions du membre?

OBSERV. V. — *Écrasement des quatre derniers doigts de la main gauche. — Désarticulation des deux derniers doigts à leur base ; amputation de la phalangine du médius. — Guérison le 29ᵉ jour.*

Le Mineur (Jean-Marie), âgé de 26 ans, né à Paimpol (Côtes-du-Nord), matelot de 2ᵉ classe à bord de *l'Austerlitz*, était occupé le 2 mars 1872, dans le port de Brest, à décharger des caisses à eau sur le quai, lorsque sa main s'est trouvée prise entre deux roues dentées du treuil en mouvement. Il en est résulté un écrasement complet des trois derniers doigts, et partiel de l'index (côté gauche).

Après avoir pratiqué les opérations sus-indiquées, on applique notre pansement à la poudre de charbon et à l'émulsion coaltarée, le membre étant, comme toujours, immobilisé sur une palette et élevé sur un fort coussin de balle d'avoine.

Aucun accident local ou général n'oblige à toucher au premier pansement, qui est maintenu jusqu'au 12 mars.

Le deuxième appareil est laissé en place jusqu'au premier avril ; à sa levée, la cicatrisation était complète.

NOTA. — A ces quelques observations, recueillies à l'hôpital maritime de Brest, nous pourrions en ajouter bien d'autres encore. Pour être bref, nous nous contenterons, à ce propos, de renvoyer encore une fois à quelques-uns des faits déjà consignés dans nos deux derniers mémoires sur les fractures des membres, mémoires publiés dans les *Archives de médecine navale* en octobre et novembre 1872.

Nous engageons les personnes qui tiendront à se faire une opinion complète sur la valeur de notre mode de pansement, à se reporter aux faits très-démonstratifs que nous rappelons ici, et notamment aux observations de Riou et de Deshoulières [1].

OBSERV. VI. — *Plaie contuse pénétrant dans l'articulation de la phalangine avec la phalangette du 2e orteil droit; fracture de la phalangine. — Guérison le 44e jour.*

Le 6 août 1872, Manéo (Louis), âgé de 59 ans, né à Inguinay (Morbihan), gabier à bord de *l'Isère*, entre à l'hôpital principal de Toulon avec la lésion que nous venons de caractériser.

Cette fracture compliquée de la 2e phalange du 2e orteil gauche, était le résultat de la chute sur le pied d'une baraquette, sorte de poulie de capelage du poids de 2 kilogrammes environ. La plaie occupe toute la largeur de l'orteil ; à travers cette solution de continuité, on enlève un fragment détaché de la trochlée articulaire de la phalangine.

Application préalable, sur la face inférieure de l'orteil, d'une attelle de gutta maintenue par des bandelettes de diachylon ; puis, pansement ordinaire au coaltar et au charbon. La jambe et le pied sont immobilisés dans une gouttière en fil de fer convenablement matelassée.

Les jours suivants, pas de douleur; pas la moindre réaction fébrile.

Le 1er septembre, on découvre le pied pour la première fois : gonflement nul ; suppuration peu abondante, sans odeur ; la plaie extérieure est en partie cicatrisée; l'articulation lésée conserve une grande mobilité.

Application d'un moule en gutta, recouvrant la face inférieure de tous les orteils et de la moitié digitale de la région métatarsienne. On renouvelle le pansement à demeure, au coaltar et au charbon.

Le 19 septembre, le malade sort entièrement guéri, ne conservant qu'un certain degré de roideur dans l'articulation atteinte.

[1] *Archives de médecine navale*, t. XVIII, p. 287 à 338.

En somme, et l'on voudra bien le remarquer, ce malade, atteint d'*une plaie pénétrante articulaire, compliquée de fracture*, n'a été pansé que deux fois seulement ; n'a éprouvé aucune sorte d'accidents et a pu obtenir une guérison complète en 44 jours.

OBSERV. VII. — *Plaies par piqûre de la région jambière postérieure. — Guérison en un mois.*

Marchand (Jean), soldat au 4ᵉ de marine, se trouvant en état d'ivresse, reçut le 7 août 1872 deux coups de pointe de sabre-baïonnette dans la région des gastro-cnémiens droits. L'une des deux plaies pénétrait à 8 centimètres de profondeur vers l'axe du membre ; une hémorrhagie artérielle très-abondante en jet saccadé fit craindre la lésion de la tibiale postérieure.

Le pansement au coaltar saponiné et à la poudre de charbon et de coaltar, avec arrosements quotidiens et enveloppement de la toile imperméable, amena sa guérison sans complications. Le malade put sortir de l'hôpital de Toulon après quatre semaines de traitement.

OBSERV. VIII. — *Trajet d'un séton à la nuque, atteint de phagédénisme. — Le pansement au coaltar et au charbon fait disparaître cet accident en peu de jours.*

Mercier (Henry), soldat au 4ᵉ de marine, entre le 12 août 1872 pour une otorrhée rebelle avec perforation de la membrane du tympan.

Un séton est appliqué à la nuque, le 6 septembre. Le 20 septembre, inflammation vive, douleurs violentes, décollement de la peau vers les points déclives ; les surfaces traumatiques tendent évidemment vers le phagédénisme.

Contre-ouverture, — drainage, — injections et pansement au coaltar saponiné ; emploi de la charpie carbonifère coaltarée.

Trois jours après, la tension, la douleur disparaissent ; des bourgeons charnus de bonne nature se montrent.

Grâce à notre pansement, le séton a pu être entretenu jusqu'au 24 octobre, jour de la sortie de cet homme de l'hôpital.

OBSERV. IX. — *Amputation à la partie moyenne de la cuisse par suite de tumeur blanche suppurée du genou. — Mort 18 jours après l'opération.*

Le nommé Vachou (Élysée), âgé de 25 ans, né à Mirebelle (Isère), soldat au 40ᵉ de ligne, avait été atteint de rhumatisme articulaire dans le courant de 1871.

Dans les premiers mois de 1872, l'affection paraît se fixer au genou gauche. Bientôt, un vaste abcès se développe dans la synoviale ; et de là le pus, après avoir perforé le cul-de sac sous-crural, vient se répandre sous les couches musculaires de la face antérieure et externe de la cuisse.

Des ponctions et aspirations sous-cutanées ; plus tard, de larges incisions furent pratiquées ; des drains furent établis. Cependant les désordres locaux ne faisaient que s'aggraver et l'état était devenu des plus inquiétants, il fallut se décider à l'amputation, qui fut pratiquée à l'hôpital de Toulon, le 13 août 1871.

L'amputation fut faite à la partie moyenne de la cuisse, par la méthode circulaire, avec incision verticale externe nécessitée par l'induration des tissus.

L'abcès crural remontant en avant et surtout en dehors, jusqu'à la hauteur du grand trochanter, de larges surfaces suppurantes durent être laissées dans le moignon. Cette circonstance obligea d'interposer au milieu des chairs un drain volumineux qui se dirigeait obliquement à l'axe du membre, de l'angle supérieur de l'incision verticale externe à l'angle interne de la manchette.

Les chairs furent ensuite affrontées, mais sans aucun moyen de réunion ; puis, elles furent largement saupoudrées au charbon coaltaré et enfin recouvertes de charpie carbo-coaltarée ; on procéda alors à l'application des longuettes arrosées d'émulsion au coaltar. En un mot, nous employâmes notre pansement ordinaire. Les deux bouts du drain furent laissés en dehors des longuettes, pour permettre de pratiquer des injections désinfectantes, sans déplacer les pièces du pansement.

Les premiers jours furent aussi satisfaisants que possible. Réaction fébrile modérée ; pouls à 110 ; température, 37°2′ ; nuits tranquilles ; langue belle ; appétit bon. Pas de douleurs dans le moignon.

Les choses se maintinrent dans cet état favorable jusqu'au 21. Jusque-là le moignon n'avait pas été découvert une seule fois ; seulement chaque jour, et souvent deux fois par jour, les arrosements extérieurs et les injections à travers le drain étaient régulièrement pratiquées selon notre coutume, avec l'émulsion coaltarée au cinquième ; les longuettes étant recouvertes extérieurement, après chaque lavage, d'une nouvelle couche de poudre carbo-coaltarée.

Tout faisait espérer une terminaison heureuse, lorsque, dans la nuit du 20 au 21, le malade éprouva une vive agitation. Dans le courant de la journée, la diarrhée, les vomissements apparurent ; lassitude générale, affaiblissement ; pouls à 130, température à 38°,8. Au reste, pas un seul instant de frisson ni de sueurs.

Depuis ce moment, l'état du blessé ne fait que s'aggraver ; malgré une médication appropriée très-active, plus particulièrement choisie dans l'ordre des analeptiques, des astringents et des opiacés ; malgré une alimentation des mieux choisies, les vomissements persistent, aucun aliment ne peut être toléré ; la diarrhée augmente, et revêt manifestement plus tard la forme dysentérique ; les forces diminuent rapidement. Enfin, le malade succombe le 1er septembre à 1 heure de l'après-midi, dans un état d'épuisement absolu.

Pendant ces dix derniers jours, le moignon fut découvert plusieurs fois, toujours nous constatâmes un état local aussi satisfaisant que possible : pas de douleur ni de gonflement ; pas la plus légère apparence de rougeur érysipélateuse ; suppuration homogène, crémeuse, de bonne nature, sans odeur.

Autopsie. — 20 heures après la mort.

Qu'il nous suffise de dire avant tout, pour ne pas prolonger outre mesure cette observation, que tous les organes parenchymateux furent trouvés dans un état d'intégrité parfaite. Aucune trace d'abcès métastatiques dans les poumons, le foie, la rate, le cerveau, ni dans aucune articulation.

Le cœur, fort réduit, exsangue, ne renfermait que quelques caillots polypiformes, très-petits, dans le ventricule droit. Les veines, sans en excepter celles du moignon, avaient leurs parois parfaitement saines ; les caillots que les gros troncs contenaient, étaient entièrement homogènes, sans traces de matière puriforme dans leur partie centrale.

A l'exploration de la cavité abdominale, ce qui nous frappa d'abord, ce fut un *foie* énorme, pesant 2,450 grammes, foie incontestablement gras, d'une teinte jaune-chamois clair ; graniteux ; graissant le couteau qui le coupe.

L'estomac paraît sain, ainsi que la première portion de l'intestin. Les ganglions mésentériques sont hypertrophiés, engorgés. L'intestin grêle, ou plutôt l'iléon apparaît à l'extérieur congestionné par places. Les plaques de Peyer sont à l'état dit de *barbe rasée*, s'étendant de la valvule iléo-cæcale à 30 ou 40 centimètres au-dessus. Arborisations très-serrées de la membrane muqueuse dans toute l'étendue de l'iléon.

Le gros intestin, épaissi, rouge-vineux, est le siége dans l'S iliaque et le rectum de nombreuses ulcérations dysentériques. Ces ulcérations, profondes, ecchymotiques, se prolongent dans tout le côlon descendant. Dans le côlon transverse, on les rencontre encore, mais moins confluentes et sur un fond moins rouge, moins épaissi. Le côlon ascendant n'en présente pas.

Autopsie du moignon. — Plusieurs incisions verticales pratiquées sur toute l'épaisseur du moignon, nous permirent de constater que la vaste poche purulente sous-musculaire, préexistant à l'amputation, persistait, mais sans s'être agrandie. La membrane pyogénique qui en formait les limites était épaisse, noirâtre ; au delà, les chairs paraissaient entièrement saines.

Aucune altération dans l'articulation coxo-fémorale correspondante.

Le fémur scié longitudinalement contenait une moelle légèrement violacée vers la surface de section produite par l'amputation, mais sans aucune altération de consistance, sans trace de dépôts purulents. Ajoutons que le périoste était adhérent dans toute l'étendue de l'os et jusqu'à sa section inférieure. Comme moyen de contrôle, le fémur du côté sain fut sectionné et scié aussi dans le même point, de façon à ne laisser aucun doute sur l'état d'intégrité de l'os amputé. Ces deux os immergés dans la glycérine alcoolisée, ont été d'ailleurs conservés dans le musée de notre hôpital.

Au résumé, le moignon dont le travail de cicatrisation avait été évidemment entravé par les accidents gastro-intestinaux des derniers jours, ne présentait aucune lésion à laquelle la mort pût être attribuée. Cette opinion fut d'ailleurs partagée par toutes les personnes qui assistèrent à l'autopsie pratiquée à l'issue de l'une de nos leçons de clinique.

Appréciation. — Au lieu de choisir dans notre pratique quelques autres cas d'amputations menées à bien par notre mode de pansement, nous avons cru devoir relater de préférence ce fait malheureux, dans la pensée qu'il était de nature à apporter à l'actif de notre méthode un contingent de preuves peut-être plus convaincantes que celles résultant des succès eux-mêmes.

En effet, était-il, en réalité, possible d'opérer un malade dans des conditions plus fâcheuses, spécialement au point de vue des accidents de la septicopyohémie? Et cependant les symptômes observés, et confirmés par les résultats de l'autopsie, ne tendent-ils pas à démontrer que Vachou a échappé à cet ordre de dangers, pour lui si imminents?

Mais alors à quoi attribuer cette immunité si peu probable au moment de l'opération, si ce n'est à notre pansement au charbon ou au coaltar?

Reste à expliquer la cause de la mort. Pour nous, elle est tout entière dans l'état d'épuisement excessif où en était arrivé le malade au moment de l'opération, épuisement qui fatalement s'accrut encore par l'ébranlement nerveux, par l'hémorrhagie, conséquences inévitables de l'amputation, ainsi que par l'abondante suppuration qui devait forcément s'ensuivre. D'ailleurs, le malheureux Vachou n'est pas le premier que nous ayons vu succomber dans des conditions pareilles. Nous nous rappelons avoir perdu, il y a cinq ou six ans, dans ce même hôpital de Toulon, un jeune marin que nous avions dû amputer dans l'article coxo-fémoral; ici, la perte de sang fut assez abondante, et, malgré les soins les plus attentifs, malgré l'alimentation la mieux appropriée, notre opéré succomba le vingtième jour à ces vomissements répétés et à cette diarrhée incoercible qui ont aussi entraîné la perte de Vachou.

Pour nous, ces déterminations pathologiques du côté de l'intestin trouvent ici leur véritable explication dans l'affaiblissement extrême du sujet : le sang arrive, dans ces cas, à un minimum de quantité et de qualité qui ne permet plus aux sécrétions gastro-intestinales de suffire aux fonctions digestives.

Ma conviction est si bien établie à cet égard, que, dans les deux cas dont il est question ici, j'ai eu plusieurs fois la pensée d'essayer d'un moyen radical : la transfusion du sang. J'en suis arrivé aujourd'hui à regretter vivement de ne pas avoir effectué mon projet.

Quoi qu'il en soit, je maintiens encore une fois, en terminant, que, suivant mon opinion, et malgré les apparences, ce n'est pas à l'altération du pus qu'il convient d'imputer le triste résultat de l'opération subie par Vachou.

OBSERV. X. — *Plaie occupant le premier espace interosseux (main gauche) dans presque toute sa hauteur.* — *Guérison en 18 jours.*

Le 8 octobre 1872, le nommé Pignol, ouvrier tonnelier à l'arsenal de Toulon se blesse à la main gauche avec un tesson de verre de bouteille. La plaie, située entre les deux premiers doigts, remonte en avant presque jusqu'au carpe; en arrière, elle s'étend jusqu'à la tabatière anatomique; les chairs interosseuses sont entièrement sectionnées. — Ligature de deux branches artérielles; réunion à l'aide de quatre points de suture; pansement à l'alcool avec enveloppe imperméable.

9 octobre. — La plaie est douloureuse, la main est gonflée; léger mouvement fébrile.

On remplace l'alcool par le coaltar saponiné.

10 octobre. — Toute douleur cesse, le gonflement a beaucoup diminué. La nuit a été très-calme. Pouls à 84; encore un peu de chaleur à la peau.

Les jours suivants, tous les accidents inflammatoires et fébriles disparaissent. Arrosements bi-quotidiens à l'émulsion coaltarée.

19 octobre. — On découvre la plaie : elle est entièrement cicatrisée dans sa moitié supérieure. On promène le crayon de nitrate d'argent sur quelques bourgeons exubérants.

Réapplication du même pansement.

24 octobre. — La cicatrisation est à peu près complète; il n'existe plus qu'une plaie linéaire tout à fait superficielle.

Pansement avec vin aromatique et eau, parties égales; toujours enveloppé de taffetas ciré.

26 octobre. — Pignol, ne présentant plus qu'une légère excoriation de quelques millimètres, nous demande à sortir de l'hôpital.

OBSERV. XI. — *Plaie par écrasement de l'avant-bras gauche. Guérison en 19 jours.*

Couvet (Hyppolite), ouvrier aux mouvements généraux du port, âgé de 23 ans, né à Hyères (Var), s'étant trouvé placé, le 19 octobre 1872, auprès d'une pompe qui fonctionnait, eut son avant-bras pris entre le corps de la pompe et le levier du piston.

Il en résulta une plaie étendue, occupant la face antérieure de l'avant-bras, un peu au-dessus de l'articulation du poignet, sans fracture des os voisins, mais avec une contusion profonde, une sorte d'attrition des chairs remplissant la fosse interosseuse. Gonflement ecchymotique considérable; pas d'hémorrhagie notable à l'extérieur; engourdissement marqué du membre.

Pansement ordinaire au coaltar quelques heures après l'arrivée de ce blessé à l'hôpital; un purgatif léger le lendemain matin. Régime : demi-ration.

Aucun accident local ni général ne s'étant manifesté, le premier pansement fut maintenu (avec les arrosements bi-quotidiens habituels) jusqu'au 1er novembre, c'est-à-dire pendant onze jours.

Le 1er novembre, la plaie était déjà à peu près guérie, sans aucun décollement dans les parties voisines; pas la moindre apparence d'inflammation, pas la moindre douleur. — Trois quarts de ration.

7 novembre. — Il n'existe plus qu'une excoriation insignifiante. Le malade réclame son *exeat.*

OBSERV. XII. — *Fracture comminutive de la première phalange du médius de la main droite. — Désarticulation consécutive. — Guérison en 31 jours.*

Rebuffat (Léonard), âgé de 52 ans, né à Marseille, ouvrier peintre dans l'arsenal maritime de Toulon.

Le 8 octobre 1872, cet homme travaillait au nettoyage d'un moulin à céruse, lorsque son médius droit s'engagea sous un engrenage. Il en est résulté une plaie par écrasement de ce doigt, avec fracture comminutive de la première phalange. Hémorrhagie peu abondante.

La désarticulation de la phalange fracturée a été pratiquée au moment même de l'entrée de ce malade à l'hôpital, par la méthode circulaire, avec incision verticale correspondant à la face dorsale de la main. — Ligature des deux collatérales. Les chairs se rapprochent d'elles-mêmes ; aucun moyen de réunion n'est employé. Pansement au coaltar saponiné et à la poudre de charbon coaltaré. La main, ainsi enveloppée des pièces d'appareil, est placée, ainsi que l'avant-bras, sur une palette convenablement garnie, puis est maintenue élevée sur un coussin suffisamment épais.

9 *octobre.* — Le malade a passé une assez bonne nuit : aucune douleur ; pas de réaction fébrile. Suivant l'usage, on arrose le pansement avec l'émulsion antiseptique ; le suintement sanguin des premières heures, parvenu, sous forme de taches, à la surface du pansement, est entraîné par cette lotion médiate.

Les observations quotidiennes que porte la feuille de clinique signalent invariablement l'absence de douleur, de toute réaction fébrile, le maintien de l'appétit, la régularité du sommeil.

22 *octobre.* — C'est au milieu de ce calme parfait que notre amputé est arrivé au 22 octobre (onzième jour), où son pansement est renouvelé pour la première fois. En soulevant le gâteau de charpie carbo-coaltaré, on le trouve pénétré d'une petite quantité de pus de bonne nature, ne s'étendant pas au delà de la plaie (les arrosements bi-quotidiens au coaltar n'avaient pas été négligés). Les fils à ligature, collés sur la charpie, se détachent avec elle. La plaie est cicatrisée à son angle supérieur, au niveau de l'extrémité inférieure du métacarpien ; l'angle inférieur est couvert de bourgeons charnus. Pas de gonflement des parties voisines ; aucune douleur. L'état général est excellent. Les bourgeons charnus sont réprimés par le nitrate d'argent, et l'on procède au deuxième pansement.

28 *octobre.* — Troisième pansement : la plaie est tout à fait linéaire ; à peine quelques traces de pus. Ni gonflement, ni douleur.

Pansement au vin aromatique, étendu.

29 *octobre.* — Pendant la nuit, démangeaisons très-vives jusqu'à la partie inférieure de l'avant-bras. On constate de l'empâtement à la face dorsale de la main ; rougeur assez étendue.

Le pansement au coaltar et au charbon est rétabli et maintenu jusqu'à guérison complète.

Rebuffat sort de l'hôpital le 9 novembre, un mois après l'accident qui l'y avait conduit.

Nota. — Parmi les nombreuses observations au milieu desquelles nous avons dû faire un choix : notre attention se porte plus particulièrement en ce moment sur celles relatives à des *phlegmons diffus* d'une incontestable gravité, qui ont été amenés à bien par le traitement habituel (nombreuses et larges incisions), combiné avec notre pansement au coaltar et au charbon (sans omettre, bien entendu, les injections coaltarées, pratiquées même au besoin à travers les pièces du pansement non déplacées, les extrémités des drains ayant été disposées de façon à sortir librement entre les longuettes).

Nous sommes intimement persuadé que ces moyens désinfectants peuvent, ici encore, rendre les plus signalés services. Néanmoins, pour éviter de charger outre mesure cette partie de notre travail, nous nous contenterons simplement de mentionner ces faits.

Ajoutons que, dans des cas semblables, notre pansement devra être évidemment renouvelé aussi souvent que les nécessités d'une intervention chirurgicale active pourront l'exiger.

OBSERVATIONS RECUEILLIES AU BAGNE DE TOULON.

Un de nos excellents confrères, M. le professeur Merlin, chargé du service chirurgical de l'hôpital du bagne, ayant bien voulu nous communiquer les quatre observations suivantes, recueillies dans sa salle, nous sommes heureux de les joindre ici à celles qui nous sont personnelles.

Pour laisser à ces faits intéressants toute leur physionomie, nous allons les transcrire intégralement.

OBSERV. XIII. — *Énucléation de 5 ganglions dans l'aine droite.*

Tsiambatane-Simanandre, âgé de 23 ans, entré le 21 décembre 1872, à l'hôpital du bagne, pour engorgement ganglionnaire multiple et volumineux à l'aine droite.

Le malade a déjà subi l'ablation de ganglions hypertrophiés dans d'autres régions; aussi réclame-t-il instamment l'ablation de ceux qui se sont développés récemment. L'opération est pratiquée le 21 décembre. Incision verticale de 6 centimètres à la partie supérieure, antérieure et interne de la cuisse. Énucléation de 5 ganglions dont un ayant 6 centimètres sur 3. L'énucléation de plusieurs des ganglions qui se trouvaient plus ou moins loin de l'incision cutanée a laissé une plaie assez anfractueuse. Pas d'hémorrhagie. Lavage de la plaie avec eau coaltarée. Pansement avec la poudre désinfectante.

29 *décembre.* — Le malade éprouve des douleurs vives. Tuméfaction au-dessus de l'aine. On visite la plaie, qui a un aspect grisâtre. On refait le même pansement. Onction belladonée et cataplasme dans la région voisine (au-dessus).

Les douleurs cessent.

7 *janvier.* — On visite la plaie *par curiosité.* Elle est de bon aspect, couverte de bourgeons charnus, avec tendance marquée vers la cicatrisation. Les anfractuosités primitives de la plaie se sont comblées.

15 *janvier.* — On visite de nouveau la plaie qui a un bon aspect et qui

est presque entièrement cicatrisée ; comme la continuation du pansement n'est pas jugée utile, on panse à recouvrement avec des bandelettes de diachylon. En 4 ou 5 jours, la cicatrisation est complète.

OBSERV. XIV. — *Plaie contuse de la face dorsale de la 2ᵉ phalange du gros orteil droit.*

Brünel, âgé de 25 ans, entre le 4 novembre 1872 dans la soirée à l'hôpital du bagne, venant de recevoir sur le gros orteil gauche une plaque de fer qui a soulevé l'ongle et le derme sous-inguéal, et mis à nu la 2ᵉ phalange. Le médecin de garde tente la conservation des parties molles soulevées et applique du collodion. Une petite hémorrhagie l'oblige dans la nuit à sacrifier le lambeau de parties molles et à laisser l'os à découvert.

Le lendemain matin, 5 novembre, lavage de la plaie. Pansement désinfectant.

Le 7, le malade se plaint de vives douleurs. On constate que le pansement est trop serré. On le refait intégralement. Les douleurs cessent peu à peu. (Lavage quotidien du pansement extérieur avec eau coaltarée).

Le 2?, la plaie est visitée par *pure curiosité* (il n'y a ni douleur, ni rougeur, ni gonflement des parties voisines). La plaie a bon aspect. Bourgeons charnus. Même pansement.

Le 1ᵉʳ décembre, on défait le pansement pour surveiller la marche de la cicatrisation. Celle-ci est très-avancée, il ne reste plus qu'une surface bourgeonnante de la grandeur d'une pièce de 20 centimes. On juge inutile de poursuivre le mode de pansement qu'on remplace par des bandelettes de diachylon à recouvrement et à demeure. Une dizaine de jours après, la cicatrisation est complète.

OBSERV. XV. — Mangold, âgé de 23 ans. *Désarticulation du gros orteil du pied gauche* pour une lésion ancienne, suite d'un coup de feu reçu au siège de Paris. Opération pratiquée le 27 octobre 1872 à l'hôpital du bagne par la méthode circulaire. On n'emploie aucun moyen de réunion direct ou indirect. Pansement désinfectant appliqué sur le moignon. Lavage quotidien à l'eau coaltarée des pièces extérieures de pansement. Le 29 octobre, le 30 et le 1ᵉʳ novembre le malade se plaint de douleurs qui vont en s'affaiblissant. Pour le dernier motif, on ne touche pas au pansement.

Le 7 novembre, on visite la plaie ; elle est superficielle, sans anfractuosités, couverte de bourgeons charnus de bonne nature. Même pansement.

Le 22 novembre, on dépanse le malade pour surveiller la marche de la cicatrisation. La plaie du moignon est réduite de moitié, même pansement.

Le 1ᵉʳ décembre, la cicatrisation est complète.

OBSERV. XVI. — *Amputation de jambe, au lieu d'élection.*

Belkacem-Ben-Mohamed, âgé de 20 ans ; en traitement à l'hôpital du bagne, depuis 18 mois pour une carie scrofuleuse du calcanéum traitée sans succès par l'évidement. L'affection ayant envahi l'extrémité inférieure de la jambe, l'amputation de la jambe est proposée à diverses reprises, repoussée longtemps par le malade qui la réclame enfin avec instance. Elle est pratiquée le 6 décembre 1872 au lieu d'élection par la méthode oblique. Aucun moyen de réunion n'est employé. Pansement désinfectant appliqué directement sur les chairs du moignon.

Le 7, douleurs vives dans le moignon. On visite la plaie, et on constate la présence d'un énorme caillot adhérant, dont le lavage n'entraîne que les couches superficielles. Même pansement.

La douleur s'amende le même jour et disparaît insensiblement.

Le 12 décembre, le pansement mal fixé extérieurement s'étant dérangé, on en profite pour visiter la plaie qui commence à bourgeonner par places. Le caillot s'est désagrégé en grande partie, mais il en reste encore quelques débris. Même pansement.

Le 22 décembre, la plaie est visitée par simple curiosité. Il n'y a ni douleur, ni rougeur, ni gonflement des parties voisines. Toute trace du caillot a disparu. Quelques ligatures sont tombées. La plaie est bourgeonnante, *plate*, réduite environ de moitié. Un limbe cicatriciel de 2 ou 3 millimètres, à teinte blanc mat, la borde de tous côtés. Même pansement.

2 *janvier* 1873. — La plaie n'a plus que 5 centimètres sur 3. La cicatrisation marche régulièrement. Même pansement.

11 *janvier*. — Chute de la dernière ligature.

18 *janvier*. — La cicatrisation est presque complète. La surface bourgeonnante est réduite à une bande de 3 ou 4 centimètres de longueur sur un centimètre à peine de largeur. Pour permettre au malade de se lever, on simplifie le pansement, où remplace le pansement coaltaré par de simples bandelettes de diachylon à recouvrement.

26 *janvier*. — La cicatrisation n'est pas encore complète, mais elle est très-avancée.

OBSERVATIONS RECUEILLIES A L'HÔPITAL MARITIME, DANS LE SERVICE DE M. LE PROFESSEUR BARTHÉLEMY.

Notre bon camarade, M. le professeur Barthélemy, voudra bien, lui aussi, agréer tous nos remercîments pour l'obligeance avec laquelle il nous a autorisé à publier les trois observations suivantes.

Observ. XVII. — *Fracture comminutive et compliquée du calcanéum droit. — Tentatives de conservation. — Frissons pyohémiques. — Amputation le vingt-huitième jour. — Pansement carbo-coaltaré, employé jusqu'au vingt-troisième jour après l'opération. — Guérison assurée.*

Le 27 novembre 1872, Chatelain (François), âgé de 26 ans, soldat en congé, appartenant au 91° de ligne, travaillait aux tuyaux de descente d'une maison de quatre étages, lorsqu'un barreau de fer, auquel il se tenait cramponné, vint à céder ; il fut précipité d'une hauteur de 20 mètres environ sur le pavé de la rue.

Dans cette chute, le poids du corps porta entièrement sur le talon droit. Aucune complication de commotion cérébrale ne s'étant produite, le blessé ne perdit pas connaissance.

A l'hôpital de la marine, où Chatelain fut transporté immédiatement après l'accident, on constata une fracture comminutive du calcanéum, avec plaie large et profonde occupant la région calcanéenne inférieure. Ces lésions ne paraissant pas s'étendre jusqu'à l'articulation du cou-de-pied, on se décida à tenter la conservation du membre.

Les irrigations froides dans la gouttière Payen-Carrof furent d'abord employées ; on en vint bientôt au pansement coaltaré avec enveloppe isolante combiné à la double suspension de la jambe et du pied sur notre planchette jumelle à tringle[1]. Malgré la gravité des accidents locaux et généraux que comportaient les lésions, et qui ne manquèrent pas de survenir promptement, un traitement attentif, et dirigé avec autant d'énergie que de prudence, permit d'espérer un moment que le but qu'on se proposait pourrait être atteint. Malheureusement, les décollements, les fusées purulentes ne tardèrent pas à se propager vers la partie inférieure de la jambe. Le pus devint abondant et fétide ; l'œdème du pied se prononça de plus en plus ; la fièvre s'aggrava ; la diarrhée survint ; enfin, des frissons pyohémiques prolongés se produisirent, et imposèrent au chirurgien le sacrifice du membre.

L'amputation de la jambe fut pratiquée au lieu d'élection, et par la méthode circulaire, le 25 décembre, à la visite du matin.

Pansement carbo-coaltaré, isolant, et à demeure.

Autopsie du pied amputé. — Les téguments, peau et tissu cellulaire, sont fortement œdématiés. Les muscles des régions plantaires et ceux de la jambe, aux environs du cou-de-pied, sont infiltrés de sang noir et coagulé.

Le calcanéum, dans ses deux tiers antérieurs, est fracturé en huit ou dix fragments principaux, la partie postérieure de l'os restant intacte. Plusieurs lignes de fracture pénètrent directement dans l'articulation calcanéo-astragalienne. Il existe, en outre, un grand nombre d'esquilles de plus petites dimensions. Du reste, intégrité des autres os composant la première rangée du tarse.

Les articulations tibio-tarsiennes, astragalo-scaphoïdiennes et calcanéo-astragaliennes communiquent largement avec le foyer purulent de la plante du pied ; les surfaces cartilagineuses sont ramollies, usées par places ; les ligaments sont en partie détruits.

Le pansement carbo-coaltaré fut appliqué à demeure immédiatement après l'opération. A partir de ce moment, nous croyons devoir transcrire purement et simplement la feuille de clinique.

26 *décembre.* — Peu de sommeil. Quelques douleurs dans le moignon. Peau chaude. Pouls petit, à 110.

Prescriptions : Quart et soupe, bouillons, quart de vin, infusion de tilleul ; 20 grammes de sirop de morphine.

28 *décembre.* — La nuit a été assez calme. Ce matin, le malade est tranquille. Pouls à 120. Pas de selles depuis avant-hier.

Prescriptions : Café au lait, demi-quart, et soupe ; quart de vin ; tisane de bourrache ; 2 grammes d'alcoolature d'aconit ; 0,50 grammes de sulfate de quinine.

[1] *Archives de médecine navale,* octobre 1872.

29 *décembre.* — Va bien. Presque pas de douleurs. Pouls à 112. Deux selles depuis hier.

Mêmes prescriptions.

30 *décembre.* — Quelques douleurs dans le moignon. Pouls à 116. Trois selles diarrhéiques.

31 *décembre.* — Sommeil cette nuit. Pas de douleurs. Pouls à 108. Une selle dans les vingt-quatre heures.

Prescriptions : Café au lait, quart et soupe, demie de vin.

2 *janvier.* — Nuit assez calme. Pas de douleurs. La diarrhée a complétement disparu. Pouls à 104.

6 *janvier.* — Aucun changement pendant ces quatre derniers jours. L'état général du malade s'est maintenu excellent.

À la visite du soir, *on retire le pansement pour la première fois, après douze jours d'application.*

Prescriptions : Idem ; trois quarts de vin.

14 *janvier.* — Hier, à la suite de douleurs accusées par le malade, *on a enlevé de nouveau le pansement, après huit jours d'application.* Depuis ce moment, les douleurs ont cessé. Nuit tranquille. Deux selles normales dans les vingt-quatre heures. Pouls à 92.

16 *janvier.* — Repos cette nuit. Quelques légères douleurs dans le moignon. L'état général du malade est d'ailleurs très-satisfaisant.

17 *janvier.* — Ce matin, le malade accuse des douleurs plus vives dans le moignon. *On enlève le pansement après trois jours d'application.* La plaie présente un aspect satisfaisant ; sa surface est couverte de bourgeons charnus : mais, d'autre part, des foyers purulents semblent se montrer à la face postérieure du moignon. Rougeur, gonflement, sensibilité de cette partie.

On remplace le pansement désinfectant par le pansement classique, avec bandelettes agglutinatives et charpie sèche.

18 *janvier.* — Sommeil pendant la nuit. Les douleurs du moignon ont cessé. Pouls à 96. Selles normales.

22 *janvier.* — L'amélioration s'accentue chaque jour davantage. Le malade est en voie de guérison assurée et prochaine.

Appréciation. — Bien que le pansement carbo-coaltaré n'ait pas été maintenu, cette fois, au delà du vingt-troisième jour après l'opération, néanmoins nous croyons être en droit d'inscrire encore cette observation à l'actif de notre mode de désinfection locale des plaies ; nous croyons pouvoir attribuer encore à notre pansement les honneurs de la cure.

En effet, on peut, ce nous semble, avancer que vingt-trois jours après l'amputation, au moment où l'inflammation et les douleurs siégeant sur la face postérieure du moignon ont déterminé le chirurgien à renoncer au pansement désinfectant, tout danger sérieux était réellement conjuré. Les tissus n'avaient-ils pas subi alors cette condensation qui, comme nous l'avons dit déjà, ferme, au moins en partie, les voies de l'absorption sur les surfaces traumatiques, et oppose ainsi une barrière à peu près assurée contre le développement des accidents graves des plaies?

OBSERV. XVIII. — Hôpital maritime de Toulon. — Clinique chirurgicale. Service de M. le professeur Barthélemy.

Brûlure au deuxième et troisième degré, occupant toute l'étendue de la face, des mains, avec la moitié inférieure des deux avant-bras. — Pansement carbo-coaltaré. — Guérison le quarante-septième jour.

Le 2 juin 1873, le nommé Onillon (Claude), cuisinier à bord de l'*Infernet*, cherchait à allumer une bougie, lorsqu'une étincelle, tombant sur un tas de poudre répandue sur une table voisine, donna lieu à une déflagration qui fut la cause des brûlures ci-dessus signalées.

Un tiers au moins des surfaces atteintes, étaient le siége d'eschares superficielles (3e degré). Les yeux ont été épargnés.

Douleurs excessives au moment de l'entrée du malade à l'hôpital.

Pansement carbo-coaltaré, avec enveloppe de taffetas ciré.

4 janvier. — Les douleurs ne paraissent pas avoir sensiblement diminué. La suppuration s'établit. Délire pendant la nuit.

Prescriptions : soupe, potion avec 30 grammes de sirop diacode. Arrosements coaltarés bi-quotidiens.

8 janvier. — Nuit agitée, délire, selles involontaires. Ce matin, le malade répond d'une manière confuse aux questions qu'on lui adresse. Pouls à 100.

Prescriptions : Soupe; quart de vin. Décoction de quinquina, 100 grammes. 0gr,10 d'extrait d'opium en cinq pilules, une toutes les quatre heures. Mêmes lavages médiats.

9 janvier. — Même état. Le délire continue. Deux ou trois selles involontaires. Pouls à 104.

Prescriptions : bouillon, *ut suprà*.

10 janvier. — Le délire continue, pas de selles depuis hier. Pouls à 92. La suppuration est très-abondante.

Mêmes prescriptions.

11 janvier. — Même quantité de suppuration. L'état général du malade est plus satisfaisant ce matin ; ses réponses sont plus précises. Sommeil pendant la nuit. Pas de selles. Pouls à 88.

Prescriptions : idem. Extrait d'opium, 0,08 centigrammes en quatre pilules.

12 janvier. — Le mieux continue ; nuit assez calme. Une selle molle ce matin. Pouls à 88.

Prescriptions : café au lait, soupe et bouillon, orange. Même médication ; extrait d'opium 0,06 centigrammes en quatre pilules. Mêmes arrosements.

16 janvier. — Depuis quelques jours, l'état de ce malade est toujours allé en s'améliorant. La suppuration a continué à se maintenir très-abondante, aux membres comme à la face. Les selles sont réglées. Le pouls est descendu à 80.

Prescriptions : dès le 14, on a pu donner le quart de la ration y compris le vin.

18 janvier. — Ce matin, à la visite, le pansement carbo-coaltaré est enlevé pour la première fois, après quinze jours d'application. On trouve les membres supérieurs, dénudés jusqu'à la partie moyenne de l'avant-bras ; la suppuration y est encore très-abondante, les douleurs très-vives. Quant aux brûlures de la face, elles marchent rapidement vers la cicatrisation.

On réapplique un pansement identique au premier, avec charpie au charbon coaltaré, arrosé de l'émulsion Le Beuf.

D'ailleurs, l'état général est très-satisfaisant : appétit bon ; une selle normale par 24 heures. Pouls à 80.

Prescriptions : Régime à volonté. Demie de vin. 100 grammes de décoction de quinquina. Extrait d'opium 0,05 centigrammes en quatre pilules.

2 février. — Ce matin, on enlève le pansement du bras droit ; les plaies y sont entièrement cicatrisées. Quant à la face, la cicatrisation y est complète aussi ; moins les paupières, qui seules présentent encore quelques exulcérations, qu'on touche au nitrate d'argent.

21 février. — Le malade, guéri depuis plusieurs jours, réclame son billet de sortie.

OBSERV. XIX. — Hôpital maritime de Toulon. — Salle de clinique chirurgicale. — Service de M. le professeur Barthélemy.

Arthrite suppurée du genou droit, de cause traumatique. — Amputation de la cuisse au tiers inférieur. — Pansement carbo-coaltaré, avec enveloppe imperméable. — Guérison assurée.

Le 7 janvier 1873, le nommé Gautier (Laurent), âgé de 32 ans, né à Villedieu (département de la Manche), ouvrier chauffeur à bord de *la Gauloise*, se trouvant en état d'ivresse, fit une chute sur le genou droit. Le genou ayant porté sur un corps tranchant (du verre probablement), il en est résulté une plaie de 6 centimètres de longueur sur 15 millimètres de profondeur, occupant la partie antérieure de l'articulation. Hémorrhagie abondante au moment de l'accident.

Cet homme ayant été dirigé immédiatement sur l'hôpital maritime de Toulon, on put constater que la lésion ne pénétrait pas dans la cavité articulaire, et l'on tenta la réunion immédiate à l'aide des bandelettes agglutinatives.

Nous croyons devoir supprimer ici l'historique détaillé des accidents divers, des complications graves qui survinrent, nous contentant de faire savoir que l'arthrite ayant promptement envahi le genou atteint, ne tarda pas à prendre des proportions telles, que l'amputation finit par s'imposer comme la seule ressource possible.

Des incisions nombreuses et étendues, précédées ou non de traînées au caustique de Vienne ; des drainages ; des irrigations internes, furent pratiquées avec énergie et persévérance. Malgré tous ces efforts, si bien combinés, l'état local ne s'améliorait pas ; le malade allait toujours s'affaiblissant ; la fièvre augmentait de plus en plus (120 à 124 pulsations, température axillaire 39°,6 à 40°4) ; quand un frisson pyohémique violent et prolongé se présenta pour la première fois le 11 janvier. En même temps, la muqueuse buccale se couvrit d'une couche épaisse de muguet ; le pus s'altéra, les décollements du côté de la cuisse et vers les parties supérieures de la jambe, progressèrent rapidement.

Néanmoins, on temporisa jusqu'au 7 février. Mais à ce moment toute hésitation était devenue impossible : l'œdème des parties ; la fièvre de résorption (pouls à 128, depuis plusieurs jours) ; l'affaissement progressif du malade, tout indiquait impérieusement le sacrifice du membre, qui fut amputé dans le sommeil chloroformique, au tiers inférieur de la cuisse. L'hémorrhagie fut peu abondante, et l'on appliqua le *pansement désinfectant au coaltar et au charbon, avec enveloppe isolante.*

Autopsie du membre. — Gonflement œdémateux considérable des parties. L'articulation du genou, ainsi que les régions avoisinantes de la cuisse et de la jambe, sont pénétrées d'un pus noirâtre et fétide ; cependant, il n'est pas possible de constater la communication de la cavité synoviale avec les abcès extérieurs circonvoisins. — Décortication complète des surfaces articulaires contiguës.

8 *février.* — *Prescriptions :* Bouillon, infusion de tilleul, potion avec sirop diacode et sirop d'écorces d'oranges amères, āā 30 grammes.

9 *février.* — Le malade a eu de nombreux vomissements, peu de sommeil. Pouls à 112. Peu de douleurs dans le moignon.

Prescriptions : Bouillon froid, eau de Seltz avec vin de Bordeaux, potion de Rivière, antispasmodiques.

11 *février.* — Les vomissements ont cessé.

Prescriptions : Bouillon, demie de vin de Bordeaux.

13 *février.* — Nuit assez bonne. Le malade paraît reprendre quelques forces. Pas de selles depuis deux jours. Pouls à 110.

Prescriptions : régime à volonté, viande crue ; œufs, demie de vin de Bordeaux.

Potion à la décoction et à l'extrait de quinquina.

15 *février.* — Sommeil cette nuit. Pouls à 108.

19 *février.* — Le sommeil est tranquille. Une selle dans les vingt-quatre heures. Pouls à 112. Vomissements hier, pendant la journée.

21 *février.* — On retire le pansement après treize jours d'application. Le moignon présente un aspect satisfaisant. On remarque à la partie supérieure de la cuisse l'ancienne ouverture d'un drain ; elle donne issue à une quantité notable de pus. Il existe, sur la face postérieure de la cuisse, une excoriation superficielle, déterminée probablement par le contact d'une quantité assez considérable de pus accumulé en ce point entre le moignon et le plan de charpie. L'odeur de ce pus est au reste fort supportable.

Réapplication du même pansement.

Prescriptions : Café au lait, 80 grammes de jus de viande, soupe, poulet, poire cuite, salade, trois quarts de vin de Bordeaux. Même potion au quinquina. Sirop diacode, le soir.

22 *février.* — Sommeil cette nuit. Le malade se trouve bien ce matin. Pas de douleurs dans le moignon. Pouls à 108. Pas de selles depuis trois jours.

26 *février.* — Le pansement s'étant déplacé, on est forcé de le renouveler *pour la seconde fois.*

Le moignon offre un bon aspect ; mais les excoriations de la face postérieure de la cuisse persistent. Les mouvements sont d'ailleurs peu douloureux ; le malade les exécute lui-même en grande partie.

27 *février* — Sommeil cette nuit, sentiment de bien-être, pas de douleurs dans le moignon. Une selle dans les vingt-quatre heures. Pouls à 108.

2 *février.* — Même état. Vomissements de matières alimentaires à huit heures du soir.

3 *mars.* — Le malade ayant éprouvé vers le haut de la cuisse, des douleurs qu'il attribue à la constriction trop grande exercée par les pièces de pansement, on découvre le moignon et l'on constate la persistance des excoriations de la face postérieure de la cuisse.

La plaie étant du reste en parfaite voie de guérison, et l'état général du malade se trouvant très-notablement amélioré, on croit pouvoir remplacer sans inconvénient le pansement désinfectant par le pansement simple ordinaire, vingt-trois jours après l'opération.

4 *mars.* — Nuit mauvaise, pas de sommeil, vomissements. Quatre selles liquides, dans la journée, avec coliques légères, deux selles demi-liquides pendant la nuit. Le moignon est peu douloureux depuis hier matin. Pouls à 108.

Prescriptions : on diminue l'alimentation. On administre 4 grammes de sous-nitrate de bismuth.

La diarrhée ne tarde pas à cesser et le bien-être à se rétablir.

Aujourd'hui, 10 mars, la guérison de Gautier n'est plus qu'une question de temps : l'alimentation se fait très-bien ; les forces se réparent rapidement ; en ce qui a trait au moignon, les douleurs sont absolument nulles, la cicatrisation est au trois quarts effectuée. Au résumé, l'issue de cette opération ne laisse plus la moindre inquiétude.

Appréciation. — Tout en enregistrant avec satisfaction et reconnaissance ce nouveau succès, que nous devons à notre très-estimé confrère, M. le professeur Barthélemy, nous croyons devoir revenir un instant sur quelques points relatifs à cette intéressante observation.

Les excoriations de la face postérieure du moignon, ainsi, d'ailleurs, que celles survenues chez l'amputé de jambe qui fait le sujet de la 17ᵉ observation, ont été très-certainement, ainsi que l'a fort judicieusement pensé notre collègue, le résultat du contact du pus accumulé sur ce point. Mais, s'il en est ainsi, n'est-il pas permis de supposer, d'autre part, que des arrosements médiats pratiqués plus largement, et pendant un plus long temps, en entraînant ces matières à travers la charpie, auraient pu suffire pour éviter ce léger accident ?

Ce malade, à plusieurs reprises, a éprouvé des vomissements. Ce symptôme a été noté les 9, 10, 19, 28 février et 4 mars. Ne pourrait-on pas attribuer ces troubles répétés dans les fonctions gastriques à la faiblesse générale du malade ? et la théorie que nous avons développée à propos du fait Vachou (9ᵉ observation) ne trouverait-elle pas une démonstration nouvelle dans les accidents du même genre observés dans un cas analogue par M. le professeur Barthélemy ?

Enfin, en dernier lieu, n'aurons-nous pas le droit de faire remarquer cette diarrhée qui, chez un malade dont les selles jusque-là avaient toujours été si parfaitement réglées, se produit précisément le lendemain du jour où le pansement désinfectant est supprimé? N'y a-t-il pas là une coïncidence tout au moins digne d'attention?

TROISIÈME PARTIE
DE LA POURRITURE D'HOPITAL

A. — L'élément nosogène de la pourriture est de nature cryptogamique.

Bien que nous ne soyons pas dans le cas d'en donner encore la preuve matérielle directe, chacun aujourd'hui, ainsi que nous l'avons établi plus haut, paraît incliner à croire que les accidents des plaies trouvent, presque tous, leur véritable cause dans les germes-ferments.

Dès l'instant où l'esprit admet un fait, alors même que la chose n'est encore qu'à l'état de pure hypothèse, nous avons une tendance invincible à nous servir du fait supposé comme d'un point d'appui pour nous élever à d'autres conceptions et pénétrer davantage le problème cherché. Ce n'est pas autrement que se bâtissent les théories, ces rêves si souvent trompeurs, mais en même temps ces guides si indispensables à la recherche de la vérité.

Donc, nous aussi, nous allons essayer de nous aider d'une théorie, dans la recherche de l'inconnue représentée par la cause des accidents des plaies.

Dans notre pensée, et en admettant comme pathologiquement démontrée l'hypothèse des germes-ferments, établissons d'abord, à tout le moins à titre de probabilité, que les vibrions, bactéries ou bactéridies, s'il s'agit d'animalcules, les sporules, s'il s'agit de cryptogames, doivent varier de propriétés et conséquemment d'espèces avec chacun des accidents divers qui peuvent compliquer les solutions de continuité.

Mais il y a plus, et, toujours en considérant les résultats que produisent ces ferments, on est naturellement amené par l'observation à établir, entre ces accidents secondaires si variés des traumatismes, une importante distinction : suivant que les lésions se produisent seulement sur le lieu même qu'occupe la

plaie ; ou bien que l'agent toxique, pénétrant par les voies de
l'absorption, généralise ses effets.

Il est évident que, pour tout esprit logique, entre la cause
zymasique qui détermine la fièvre traumatique primitive ou
secondaire, l'érysipèle, l'angioleucite, la septico-pyohémie, et,
d'autre part, celle qui donne lieu au phagédénisme des plaies,
à la diphthérite, à la pourriture d'hôpital, il doit y avoir une
différence radicale.

C'est là une induction toute gratuite sans doute, mais à laquelle notre raison échappe difficilement.

Ceci nous amène à faire pressentir que si, entre ces deux
ordres d'accidents, la cause est différente, le traitement ne
pourra nécessairement pas être le même. Et en circonscrivant
davantage la question, il sera tout aussi logique d'admettre encore que les désinfectants ordinaires, si utiles, ainsi que nous
allons le voir, comme moyens préventifs de ces accidents *loca-
lisés* que nous venons d'énumérer, phagédénisme, pourriture
d'hôpital, deviendront absolument inefficaces contre cet ordre
de complications, une fois qu'elles sont établies.

Mais avant d'aborder le traitement local de la pourriture d'hôpital, jetons un rapide coup d'œil sur la physiologie pathologique de cette grave lésion.

La pourriture d'hôpital est infectieuse et contagieuse à la fois ;
qui pourrait en douter ? Le germe qui la produit résulte d'in-
fluences nosocomiales qu'il est inutile de rappeler ; mais ce qui
doit plus particulièrement frapper l'attention du clinicien, c'est
la localisation si absolue de cette lésion, alors même qu'elle a
atteint des proportions considérables, qu'elle a envahi les surfaces les plus étendues. Un certain degré de fièvre d'infection
sa manifeste sans doute ; mais ce signe d'intoxication générale
est loin de se proportionner à la gravité des désordres locaux.
Comparez par exemple un malade dont la cuisse est largement
atteinte et profondément pénétrée par la pourriture, à un
blessé dont la jointure tibio-tarsienne est depuis quelque temps
ouverte. Le premier aura de l'appétit, digérera normalement,
jouira d'un sommeil tranquille ; présentera à peine un peu
d'exacerbation fébrile le soir ; tandis que le second est incessamment menacé de ce terrible frisson septico-pyohémique dont
les conséquences sont souvent si rapidement fatales. Donc,
nous pouvons conclure que le poison de la pourriture est un

poison de surface, le poison septico-pyohémique étant un poison d'absorption, de diffusion. Les effets sont trop essentiellement différents pour que, répétons-le, la cause soit identique.

Cela posé et tout en convenant que la nature de la pourriture d'hôpital nous est en réalité entièrement inconnue, néanmoins, si nous considérons de quelle façon la pourriture ou même le simple phagédénisme se développe à la surface d'une plaie, nous ne pourrons nous défendre de supposer que ces affections tiennent très-probablement au développement d'une génération *cryptogamique*. En effet, qui n'a remarqué, dans les salles contaminées, la façon dont les choses se passent lorsque la pourriture envahit la surface d'une plaie. Si la plaie est d'une certaine largeur, prenons pour exemple un ulcère atonique de la jambe ; dans ce cas, on remarquera le plus souvent, tout d'un coup, au moment du pansement, au milieu de la couche de bourgeons vermeils, un point gris ou jaunâtre, douloureux. Si vous cautérisez vigoureusement la surface atteinte, et si, en même temps, vous changez le malade de salle, tout peut s'arrêter là. Dans le cas contraire, en quelques jours, souvent en quelques heures, la plaie tout entière est occupée et le mal définitivement établi. Dans ce mode de développement procédant excentriquement d'un point souvent fort restreint, qui se refuserait à voir une sorte de végétation sur place, quelque chose d'analogue à l'oïdium sur la grappe du raisin, à la moisissure sur une couche de colle d'amidon, à l'achorion de la teigne (Schœnnlein) sur le cuir chevelu !

Un argument qui, au point de vue de la nature de la pourriture, nous paraît avoir aussi quelque valeur, c'est celui qu'il est possible de tirer de la façon dont la destruction organique se propage ou s'arrête, suivant la nature des tissus qu'elle rencontre devant elle. Il est bien évident pour nous que le tissu cellulaire constitue le véritable terrain de la pourriture. Sa texture lamelleuse doit naturellement offrir une voie d'introduction et de propagation facile aux spores reproducteurs. Les tissus fibreux résistent au contraire et quelquefois pendant très-longtemps. Combien de fois n'avons-nous pas vu la pourriture se glisser au loin entre le derme et l'aponévrose d'enveloppe, détruire ainsi la peau très-largement en l'isolant de ses éléments de nutrition, alors que les couches musculaires sous-jacentes restaient pendant bien longtemps à l'abri. Mais un

moment arrive où l'aponévrose cède sur un point ou, pour
mieux dire, se laisse pénétrer à travers un de ces espaces lo-
zangiques occupés le plus souvent par des branches vasculaires
et nerveuses; alors la scène change : la barrière protectrice
une fois rompue, le tissu cellulaire intermusculaire, interfi-
brillaire, va recevoir le germe, le spore léthifère, et le membre, en quelques jours, sera disséqué jusqu'à l'os.

A propos de la résistance des tissus, disons par anticipation,
qu'à côté du tissu fibreux, nous devons placer l'élément nerveux
conducteur. Les nerfs résistent, en effet, de la façon la plus
exceptionnelle à la pulpe destructive, et cela non-seulement
dans leurs troncs, mais encore dans leurs plus minces filets ;
ils résistent non-seulement physiquement, anatomiquement,
mais encore physiologiquement. Nous insisterons tout à l'heure
davantage sur ce point, en nous occupant du traitement.

En résumé, et bien que la ligne de séparation soit loin encore d'être nettement tranchée entre le règne animal et le règne
végétal dans l'ordre des infiniment petits, nous admettrions
volontiers que les affections traumatiques ou spontanées, *loca-
lisées aux surfaces*, alors, bien entendu, qu'il est permis de rat-
tacher leur origine à la genèse d'êtres microscopiques, seraient
dues au développement des *microphytes*. Les *microzoaires*, au
contraire, expliqueraient, pour nous, tous les accidents traumatiques *par intoxication du sang*, qui résultent de l'absorption vei-
neuse ou lymphatique et conséquemment tendent à se généraliser. C'est là sans doute une opinion bien hypothétique, nous en
convenons tout le premier; mais enfin c'est peut-être aussi
un moyen de fixer l'esprit sur la distinction chirurgicale clinique qu'il convient d'établir entre l'une et l'autre série des lésions dont nous nous occupons.

Et en effet, ces théories que nous appellerions théories d'*i-
magination*, pour les distinguer de celles qui sont fondées sur
l'expérience, ces théories de pure invention, — lorsqu'elles nous
offrent d'ailleurs cet avantage d'étayer des préceptes pratiques
dont l'utilité est réelle, — ne doivent pas, à notre sens, être
systématiquement repoussées.

Si donc elle rentre dans cette dernière catégorie (et nous
espérons le démontrer plus tard), notre théorie sur la nature
cryptogamique de l'élément nosogène de la pourriture d'hôpital, quelque gratuite qu'elle soit en elle-même, serait néanmoins

de celles qu'il pourrait être bon d'accepter, ne fût-ce, si l'on veut, qu'à titre provisoire.

B. — Du traitement de la pourriture d'hôpital.

Arrivons maintenant au *traitement* du phagédénisme des plaies et plus particulièrement à celui de la pourriture d'hôpital.

Ce traitement se divise pour nous en traitement préventif et en traitement curatif ; essentiellement différents l'un de l'autre, ainsi que nous l'avons fait pressentir plus haut.

I. *Traitement préventif.* — Les moyens pophylactiques sont généraux et locaux. Ces derniers ne sont rien de plus que ceux précédemment indiqués, c'est-à-dire notre pansement anti-infectieux et isolant, sur lequel nous n'avons pas à revenir.

Quant à la prophylaxie générale, nous ne répéterons pas ici à ce propos tout ce qui se dit partout, et à très-juste titre, au sujet de l'urgence absolue de l'assainissement des salles communes et mieux encore de la dissémination des ma'ades. Mais n'oublions pas pourtant que ce dernier moyen, le plus radical et le plus sûr sans contredit, n'est pas toujours à la portée du médecin, particulièrement dans les circonstances exceptionnelles où se développe habituellement la pourriture d'hôpital. Bien souvent, en effet, ne pouvant évacuer en entier l'établissement qu'occupent les malades atteints, on en est réduit à déplacer simplement le personnel d'une salle sur l'autre, en aérant et désinfectant autant que possible les locaux plus particulièrement infectés. C'est dans de pareilles situations, alors que l'épidémie de pourriture plane pour ainsi dire sur tout un établissement nosocomial contaminé, que notre traitement prophylactique local trouve une de ses plus utiles applications.

En effet, et tout en insistant avec la plus minutieuse attention sur la nécessité de l'absolue propreté des instruments et des objets divers de pansement, des mains, comme des vêtements des personnes qui approchent des malades et leur donnent des soins; tout en assainissant l'air par le dégagement de vapeurs chlorurées, ou phéniquées; il est bien évident que ces derniers moyens, par exemple, qui s'adressent à la fois à l'atmosphère tout entière d'une salle, ne seront jamais d'un résultat aussi sûr que peuvent l'être les procédés de désinfection de la petite sphère d'air que la toile imperméable emprisonne autour de la plaie. Nous insis-

terons d'autant plus sur le parti très-avantageux qu'on peut,
dans de telles occurrences, retirer du pansement anti-infectieux
et isolant, que c'est là précisément un des faits les mieux démontrés par notre pratique. Dans la dernière épidémie que
nous avons eu l'occasion d'observer à Brest (hiver de 1870-71)
et dont en ce moment nous faisons plus particulièrement notre
objectif, il nous a été possible, en effet, grâce à nos pansements
au coaltar saponiné et à la toile imperméable enveloppante,
de borner presque uniquement la pourriture aux blessés qui
nous arrivaient déjà atteints, des armées du Mans et de la Loire;
nos malades appartenant à la marine et soignés dans des salles
tout à fait contiguës, séparées des salles atteintes de pourriture
par de simples couloirs, payèrent à peine leur tribut à l'épidémie
régnante. Nous sommes entièrement convaincus que cet heureux résultat doit être surtout attribué à notre mode de pansement anti-infectieux et isolant.

A propos des désinfectants généraux, contentons-nous de
répéter ici que le chlorure de chaux est celui qui nous a le
mieux réussi, à la condition toutefois de lui faire produire un
dégagement suffisant, mais en même temps lent et permanent,
de vapeurs chlorées. C'est ce que nous avons obtenu par l'emploi de larges pièces de linge trempées dans un lait épais d'hypochlorite, ou mieux à l'aide de nos claies de paille badigon-
nées avec le même mélange. Nous avons au reste assez insisté,
dans la deuxième partie de ce travail, sur ces procédés particuliers de désinfection, pour que nous jugions inutile d'y
revenir en ce moment.

II. — *Traitement curatif.* — Abordons maintenant le *traitement local*, curatif de la pourriture confirmée, et pour être
plus complet, embrassons dans un même coup d'œil les divers phagédénismes, qui ne sont pour nous que des degrés
variés de lésions de même espèce, ou dont les liens de parenté
sont au moins fort étroits.

Établissons tout d'abord, en principe, que l'énergie des
moyens doit être ici en proportion de la gravité du mal.

Ainsi, contre la diphthérite, le nitrate d'argent, les collutoires
à l'acide chlorhydrique peuvent suffire.

Le phagédénisme proprement dit, et le phagédénisme véné-
rien qui n'en est qu'une forme particulière, sont justifiables
de modificateurs plus énergiques. Quelquefois néanmoins des

agents assez faibles peuvent encore convenir: ainsi le camphre, l'iodoforme ont été recemment conseillés spécialement contre les chancres. Pour nous, nous sacrifions à une vieille habitude, en touchant ces ulcérations avec un pinceau trempé dans une dissolution de $0^{gr},50$ de bichlorure de mercure dans 30 grammes d'eau distillée.

S'il s'agit d'une lésion plus grave, plus profonde, d'un phagédénisme pultacé, persistant, tenace et qui tende à progresser, il convient alors d'avoir recours à des topiques dont l'action modificatrice et même destructive soit plus sûre et plus profonde ; ainsi, par exemple, l'alcool, soit pur, soit sous forme de teintures diverses; l'iode en teinture à des degrés variés de concentration; les acides végétaux et minéraux et en particulier le nitrate acide de mercure, excellent cathérétique dont l'action, pour être rapide et superficielle, n'en est pas moins très-complète et très-sûre.

Contre cette forme de phagédénisme pultacé à laquelle on a voulu bien à tort imposer un nom particulier : ulcère de Cochinchine, nous avons eu, il y a quelques années, à l'hôpital Saint-Mandrier (Toulon), à nous louer surtout de l'emploi d'une pâte de poudre de camphre et de suc de citron en proportion convenable. C'est là d'ailleurs un excellent défersif de toutes les plaies dont les bourgeons charnus s'affaissent, deviennent douloureux et sont remplacés par une couche grisâtre et essentiellement envahissante, quelles que soient, au reste, l'origine de ces plaies et la provenance des blessés. Ce moyen très-simple et à peine douloureux nous a presque toujours suffi par exemple, contre ces sortes de phagédénisme qui règnent d'une façon presque endémique dans quelques hôpitaux et plus particulièrement dans des salles spéciales, voire même dans certains lits.

Mais quand on a réellement affaire à la pourriture, alors des armes plus puissantes sont indispensables. En effet, il ne s'agit pas simplement dans ce cas de modifier les surfaces ou même de les décaper superficiellement ; il faut à tout prix détruire le mal, dans toute l'épaisseur des couches envahies et même au delà de cette épaisseur : le seul danger est de rester en deçà. Soyez hardi et énergiquement agressif; le succès ne peut être acheté qu'à ce prix.

Nous l'avons dit déjà, la cause est évidemment ici toute exté-

rieure. La graine nocive se sème indifféremment sur la plaie la
plus vermeille du malade le plus vigoureux, aussi bien que sur
la surface blafarde d'un ulcère atonique. Donc, il est incontestable que, si vous détruisez radicalement le germe, toute végétation doit par cela même disparaître : en supposant, bien entendu, que, le milieu : atmosphère ambiante, ou sphère gazeuse
entourant la plaie, ne contienne plus de semence. — En d'autres termes, nous ne verrions pas théoriquement pourquoi on
n'aurait pas raison de la pourriture sur une plaie à ciel ouvert,
en une ou deux séances ; comme, par l'emploi de moyens
analogues, on arrive à obtenir une cure définitive, dans les
maladies de la même catégorie : la gale et la teigne, par
exemple.

Seulement, la grande difficulté, c'est précisément d'atteindre
la cause morbide jusqu'au delà de ses limites ; l'indication primordiale, capitale, étant celle-ci : détruire l'agent zymasique
jusqu'au dernier de ses éléments et d'un seul coup.

Mais quelle sera précisément cette limite que nos agents de
destruction devront obligatoirement atteindre, sans cependant
trop la dépasser ; en d'autres termes, jusqu'à quelle profondeur
est-il permis d'admettre que pénètrent les microphytes qu'il
s'agit de frapper de mort? Cette question est de la plus haute
portée, et vaut bien la peine que nous lui consacrions quelques
lignes.

Une surface traumatique atteinte de pourriture d'hôpital peut,
par la pensée, se diviser en trois couches.

La plus extérieure (zone superficielle) est représentée par ce
détritus pultacé dont l'apparence particulière a fait donner à la
maladie le nom qu'elle porte : *pourriture*. Eh bien, cette couche, si épaisse parfois, qui attire avant tout l'attention, ne serait pas suivant nous le siége réel du mal. Il ne faudrait voir là
qu'une sorte de détritus, un *caput mortuum*. En un mot, cette
couche putréfiée serait un résultat, et non une cause.

Au-dessous de la pulpe proprement dite, nous trouvons une
sorte de membrane toujours grise, il est vrai, mais plus con-
sistante déjà ; soustraite sans doute aux lois de l'organisme
humain, mais cependant fort adhérente encore aux tissus vivants et faisant corps avec eux. Cette couche intermédiaire, dont
la ligne de démarcation avec la précédente est loin d'être nettement tranchée, ne serait-elle pas précisément le réceptacle, la

sphère d'activité des germes? Importante question qui reste à
élucider.

Enfin, au-dessous des parties pourries sont les parties vivantes. Mais ces parties elles-mêmes sont-elles saines, au contact
de la pourriture? Loin de là, vous les trouverez toujours engor-
gées, œdématiées, enflammées. Cette inflammation œdémateuse
annonce-t-elle un travail de protection, de résistance à la propagation du mal ; ou bien, au contraire, nous décèle-t-elle la
première atteinte portée à l'intégrité de nos tissus, le dernier
pas fait par les parasites dans leur migration envahissante? Il y
a peut-être quelque chose de vrai dans l'une ou dans l'autre de
ces deux explications ; peut-être faut-il voir ici la lutte de deux
forces antagonistes ; l'une, force de résistance ; l'autre, force
de pénétration ? Dans tous les cas, et par un motif de prudence
qu'il sera aisé d'apprécier, nous considérerons, nous, cette
couche œdématiée comme la zone *centrale* du mal.

C'est sur ces bases anatomo-physiologiques encore incomplé-
tement démontrées, nous en convenons volontiers, au moins
en ce qui a trait aux déductions physiologiques, que nous allons
asseoir les indications thérapeutiques de la pourriture.

La couche pultacée extérieure, n'étant rien de plus qu'un
détritus, nuisible seulement par les gaz délétères résultant de
la fermentation putride, doit avant tout être largement et complétement enlevée. — Habituellement, des pinces et de bons
ciseaux courbes suffiront parfaitement pour cela. S'il existe
des culs-de-sac, des trajets fistuleux et si la pourriture y a notoirement pénétré, il faut de plus mettre à nu ces diverticules,
et cela, par les caustiques condensateurs des tissus, plutôt que
par le bistouri qui ouvre les voies, toujours si dangereuses, de
l'absorption. — Il est indispensable que ce premier travail
d'expurgation, de nettoyement, soit tout à fait complet. On doit
arriver ainsi jusqu'à la première zone vasculaire sans l'entamer,
s'il est possible ; encore vaudrait-il mieux empiéter cependant
sur quelques capillaires superficiels que de laisser une certaine
épaisseur de pulpe. Ensuite, lavez à grande eau, chlorurée ou
coaltarée ; injectez longuement et minutieusement à l'irriga-
teur, tous les trajets fistuleux, tous les décollements; puis
essuyez, séchez toute la surface avec le plus grand soin, en
frottant avec une certaine énergie à l'aide d'un linge rude ; et alors
seulement songez à faire intervenir les moyens destructeurs.

Pour remplir cette seconde indication, nous n'avons à notre disposition que le fer rouge ou les caustiques ; agents aveugles qui attaquent et désorganisent indistinctement tout ce qui s'offre au devant d'eux. Pourquoi nous serait-il défendu d'espérer qu'un heureux empirisme pourra un jour nous mettre sur la voie d'un moyen spécial, d'un véritable antidote qui tuera le microphyte-pourriture, aussi sûrement et aussi rapidement que le soufre ou le pétrole font disparaître le sarcope de la gale par exemple. Sous ce rapport, le champ est ouvert à de nouvelles investigations ; mais pour le moment force est bien de nous en tenir aux caustiques chimiques et au fer incandescent.

En ce qui concerne les divers caustiques nous n'avons pas l'intention d'établir ici un parallèle, qu'on trouve d'ailleurs tout fait déjà dans les divers livres où il est question de la pourriture. Contentons-nous d'établir, à l'imitation de Salleron[1], que le perchlorure de fer représente encore dans l'espèce le moyen le plus avantageux dont nous puissions disposer. C'est celui qui, tout en condensant énergiquement les tissus, semble en même temps les pénétrer le mieux, le plus utilement, si je puis ainsi dire.

Ainsi donc, sur cette plaie parfaitement expurgée aux ciseaux, bien lavée et absolument asséchée, vous porterez, sur tous les points de la surface, dans toutes les anfractuosités, dans tous les diverticules, un gros pinceau de charpie trempé dans le perchlorure à 45°. L'application doit être lente, forte, prolongée. Il faut que le perchlorure attaque non-seulement la couche grisâtre, adhérente, qui reste au contact des parties vivantes, vascularisées (deuxième zone) ; mais il faut en outre qu'il pénètre le plus possible la zone œdématiée et turgide, elle-même (zone centrale). C'est là, en effet, nous venons de le dire, que s'abritent peut-être les germes de dernière formation, les germes en voie de prolifération active ?

Malheureusement, cette application de perchlorure, exécutée d'une façon aussi énergique, mais en même temps absolument nécessaire dans toute sa rigueur, pour le but à atteindre, cette application est, il faut le dire, excessivement douloureuse.

Rien n'effacera jamais de notre esprit ces malheureux malades déjà terrifiés au seul souvenir du supplice subi la veille ;

[1] *Mémoires de médecine militaire*, 1859, t. II, p. 279.

demandant grâce avant le pansement ; jetant bientôt les cris les
plus déchirants; agités par l'effet d'un véritable spasme excito-
moteur, d'un tremblement fibrillaire général ; inondés bientôt
d'une sueur profonde.

C'est là un spectacle bien pénible sans doute; et cependant
la cautérisation au perchlorure n'en doit pas être abrégée d'une
seconde. Il faut de toute nécessité que l'œuvre chirurgicale s'ac-
complisse jusqu'au bout. La guérison est à ce prix.

Si nous insistons d'une façon si accentuée sur le phénomène
douleur, c'est qu'ici il présente réellement quelque chose de
tout à fait insolite et dont les conséquences pathologiques peuvent dans certains cas être des plus sérieuses. Parmi toutes les
causes d'épuisement qui menacent le malade, la perte de névro-
sisme doit en effet compter pour une large part. Cette hyperes-
thésie des plaies atteintes de pourriture est d'ailleurs de nature
à attirer tout particulièrement l'attention; et il ne serait même
pas difficile d'en découvrir au besoin la cause anatomique. Cette
cause, à notre avis, réside dans la résistance vitale toute exceptionnelle des filets nerveux, au milieu de la destruction géne-
rale des tissus pourris. Voici d'ailleurs les faits anatomiques
que nous apportons à l'appui de cette opinion. Sur les surfaces
largement découvertes et profondément pénétrées par la pourriture, nous avons bien des fois constaté, pendant les manœu-
vres des pansements, l'existence de points plus particulièrement irritables ; la moindre traction, le moindre contact déter-
minait là des éclairs de douleur, intolérables pour le malade. En y regardant de plus près, nous avons presque toujours
reconnu sur cette partie de la plaie un filet nerveux, aussi fin
qu'un fil de soie, d'une longueur quelquefois de 8 à 10 centimètres, entièrement dénudé dans tout son pourtour, soit qu'il
fût adhérent par ses extrémités, soit qu'il fût libre et flottant
par un de ses bouts. Eh bien, chose singulière, ce filet nerveux
ainsi isolé avait conservé néanmoins toute sa sensibilité ; c'était
lui qui expliquait la si vive douleur ressentie, comme il était
très-aisé de s'en convaincre à la moindre pression par les mors
des pinces à pansement ou même au plus léger attouchement.

Comment la vie et ses manifestations peuvent-elles se conserver dans un ramuscule nerveux aussi ténu, et aussi complétement séparé des parties? Voilà un fait que nous ne tenterons
pas d'expliquer; mais ce fait, tout en spécialisant la lésion qui

nous occupe et la séparant nettement des autres formes gangréneuses, suffit au moins à nous rendre compte de l'excessive sensibilité des plaies atteintes de pourriture. Comment en effet pourrait-il en être autrement, si les filets nerveux des couches pourries, résistant plus ou moins à la destruction, participent à l'inflammation hyperesthésique des tissus circonvoisins ? Dans tous les cas, l'exaltation de la sensibilité de la plaie constitue un phénomène tellement constant, qu'il pourrait même à la rigueur être utilisé pour le diagnostic. Ainsi, *bien des fois* et avant d'avoir découvert les parties, nous avons pu annoncer le développement ou les progrès de la pourriture sur une plaie, par les douleurs que le malade disait avoir éprouvées dans l'intervalle d'un pansement à l'autre.

Dans le but de soustraire le patient aux tortures du pansement par le perchlorure et surtout pour ménager ses forces que la douleur épuise, nous songeâmes à essayer du chloral : 3,4 et jusqu'à 6 grammes de chloral, administrés 20 à 25 minutes avant le pansement, amenaient en effet une insensibilité assez complète; malheureusement l'assoupissement durait quelquefois plusieurs heures et empêchait ainsi les malades de prendre leurs repas aux heures réglementaires. L'alimentation de ces hommes en souffrait; aussi fûmes-nous obligés de renoncer à ce moyen, sur lequel nous avions d'abord fondé quelques espérances.

Grâce au perchlorure, nous n'avons eu qu'exceptionellement l'obligation de mettre en usage le cautère actuel. Ce n'est pas cependant que nous répugnions en aucune façon à l'emploi de ce moyen, nous le considérons même comme moins douloureux que le perchlorure; mais le fer rouge nous a paru en réalité moins approprié au résultat thérapeutique à attendre. D'une part, en effet, le cautère actuel a, on le sait, une action beaucoup plus limitée qu'on le supposerait *a priori*; d'autre part, et c'est là à notre avis son principal inconvénient dans l'espèce, les eschares produites sont sèches, fortement adhérentes et, partant, difficiles à détacher. Si donc la pourriture n'est pas détruite d'un seul coup, l'eschare ne se séparant que quelques jours après la cautérisation, la fermentation putride aura eu le temps de repulluler au-dessous de cette sorte de croûte desséchée qui, en masquant le mal, lui a servi ainsi de cuirasse protectrice. En d'autres termes, l'eschare du cautère actuel constitue une sorte de pansement par occlusion, et l'on comprend tous les dangers d'un pansement à demeure dans une lésion de cette espèce, alors du moins que tout ferment de pourriture n'est pas absolument annihilé.

Avec le perchlorure au contraire, l'eschare toujours assez mince et de faible adhérence se détache aisément après vingt-quatre heures, et l'on peut alors revenir s'il le faut (et il le faut malheureusement bien souvent), on peut revenir à une nouvelle application.

Ceci nous amène à dire un mot du renouvellement des pansements. Nous avons toujours fait deux pansements par jour. Seulement, celui du soir n'était en réalité qu'un pansement de propreté ; les cautérisations n'étant habituellement pratiquées que le matin seulement.

La cause morbide ainsi attaquée et détruite *autant que possible* par la cautérisation, trois indications restaient à remplir : 1° absorber les gaz putrides développés à la surface de la plaie dans l'intervalle des pansements, — 2° empêcher les germes ambiants de venir s'abattre de nouveau sur les points malades, — 3° combattre l'engorgement inflammatoire périphérique.

Notre pansement anti-infectieux et isolant nous a toujours parfaitement suffi pour atteindre ce triple but. En effet, la charpie au charbon coaltaré représentait l'agent absorbant des gaz putrides; l'émulsion au coaltar saponiné entretenait autour de la blessure une atmosphère parasiticide suffisamment préservatrice; enfin la toile imperméable extérieure, en maintenant une température égale et une humidité constante par l'obstacle qu'elle oppose à toute évaporation, constituait un moyen anti-phlogistique des plus efficaces.

C'est donc, en résumé, notre pansement ordinaire qui, ici encore, nous a rendu des services signalés.

Parfois cependant les plaies débarrassées de toute trace de phagédénisme, paraissent ne faire que des progrès très-lents vers la cicatrisation; circonstance d'autant plus fâcheuse, que, dans l'affection qui nous occupe, la récidive est toujours imminente. Dans ces cas, nous avons avec avantage remplacé notre pansement carbo-coaltaré par l'emploi de certains topiques plus excitants, tels que, par exemple, le vin aromatique, la glycérine alcoolisée, la teinture d'iode émétisée, et enfin le liniment térébenthiné de Verneuil, dont nous avons eu particulièrement à nous louer dans des circonstances de ce genre.

C. — Conclusion.

Les pages précédentes nous ont été inspirées par la grave épidémie de pourriture qui sévit à l'hôpital maritime de Brest, pendant la dernière guerre.

Il nous eût été facile, si nous l'eussions jugé nécessaire, de terminer ces considérations par l'énoncé de faits nombreux, puisés dans le service chirurgical dont nous fûmes chargé à cette époque. C'est sans doute ce que nous n'aurions pas manqué de faire, si nous avions eu à proposer un traitement nouveau; mais comme, depuis les travaux de Salleron, l'efficacité du principal moyen que nous préconisons n'est plus à démontrer, nous avons cru pouvoir nous dispenser d'apporter de nouvelles preuves à l'appui d'assertions, déjà généralement acceptées dans la science.

En définitive, notre seul but ici a été de faire connaître certains détails de notre pratique, résultant de l'emploi opportun d'un ensemble de moyens qui, chacun pour leur part, nous ont permis de mener à bien la presque totalité de nos malades. Nous avons voulu encore et surtout mettre de nouveau en lumière les services signalés que nous a rendus notre pansement au coaltar et au charbon, employé comme moyen préventif et préservatif, non-seulement chez les blessés indemnes de toute atteinte de pourriture, mais encore pour empêcher toute récidive.

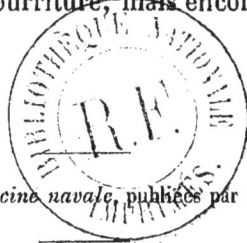

(Extrait des *Archives de médecine navale*, publiées par J.-B. Baillière et Fils.)

TABLE DES MATIÈRES

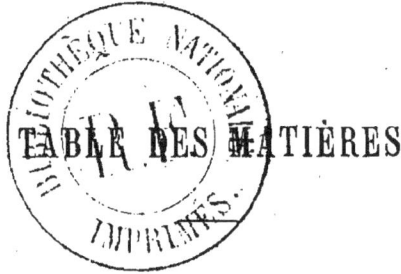

PREMIÈRE PARTIE

DEUXIÈME PARTIE

PARIS. — IMP. SIMON RAÇON ET COMP., RUE D'ERFURTH, 1.

ANNUAIRE PHARMACEUTIQUE, ou exposé analytique des travaux de phar_macie, physique, histoire naturelle médicale, thérapeutique, hygiène, toxicologie, pharmacie et chimie légales, eaux minérales, intérêts professionnels, par C. Méhu, pharmacien de l'hôpital Necker. Onzième année, 1873. 1 vol. in-18 de 360 pages . . . . 1 fr. 50

BARELLA. **Quelques considérations pratiques sur le diagnostic et le traitement des maladies organiques du cœur.** Mémoire couronné par l'Académie de médecine de Belgique. 1872, in-8 de 168 pages. . . . . . . 5 fr. »

BERNARD. **Leçons de pathologie expérimentale,** par Claude Bernard, membre de l'Institut de France, professeur de médecine au Collége de France, professeur de physiologie générale au Muséum d'histoire générale, etc. 1871. 1 vol. in-8 de 600 pages . . . . 7 fr. »

CHRISTOT. **Du drainage dans les plaies par armes de guerre.** Paris, 1871, Grand in-8 de 64 pages. . . . . 2 fr. »

CORLIEU. **Aide-Mémoire de médecine, de chirurgie et d'accouchements,** Vade-Mecum du praticien. 2ᵉ édition, revue, corrigée et augmentée, 1872. 1 vol. in-18 jésus de 650 pages avec 390 figures. Cart. . . . . . . 6 fr »

CORRE. **La pratique de la chirurgie d'urgence,** par le docteur A. Corre, ex-médecin de 1ʳᵉ classe de la marine. 1872. In-18 de VIII-216 pages avec 51 figures . . . . 2 fr. »

COZE et FELTZ. **Recherches cliniques et expérimentales sur les maladies infectieuses,** étudiées spécialement au point de vue de l'état du sang et de la présence des ferments, par L. Coze, professeur à la Faculté de médecine de Nancy, et V. Feltz, lauréat de l'Institut, professeur à la Faculté de médecine de Nancy. 1872. In-8 de XIV-324 pages, avec 6 planches chromo-lithographiées. . . . . 6 fr. »

DALTON. **Physiologie et hygiène** des écoles, des colléges et des familles, par Dalton, professeur à l'Université de New-York, traduit par E. Acosta. 1 vol. in-18 jésus de 534 pages, avec 68 figures. . . . . 4 fr. »

DOUNON. **Étude sur la Verruga,** maladie endémique dans les vallées des Andes péruviennes, par le docteur P. Dounon, médecin de 2ᵉ classe de la marine. 1871. In-8 de 56 pages, avec 1 planche. . . . . 2 fr. »

FERRAND. **Aide-mémoire de pharmacie.** Vade-mecum du pharmacien à l'officine et au laboratoire, par Eusèbe Ferrand, pharmacien de Paris, ex-interne et lauréat des hôpitaux de Paris. 1 v. in-18 jésus de 700 p., avec 183 fig. 6 fr. »

GAUJOT et SPILLMANN. **Arsenal de la chirurgie contemporaine.** Description, mode d'emploi et appréciation des appareils et instruments en usage pour le diagnostic et le traitement des maladies chirurgicales, l'orthopédie, la prothèse, les opérations simples, spéciales et obstétricales, par G. Gaujot, professeur à l'École du Val-de-Grâce et E. Spillmann, professeur agrégé à l'École du Val-de-Grâce. Paris, 1867-1872. 2 vol. in-8 avec 1855 figures, 32 fr. »

Séparément le tome II. . . . . 18 fr. »

GOSSELIN. **Clinique chirurgicale de l'hôpital de la Charité,** par L. Gosselin, professeur de clinique chirurgicale à la Faculté de médecine de Paris. Paris, 1873. 2 v. in-8 de XI-720 pages, avec fig. intercalées dans le texte. . . 24 fr. »

GUYON. **Éléments de chirurgie clinique,** comprenant le diagnostic chirurgical, les opérations en général, les méthodes opératoires, le traitement des blessés et des opérés. Paris, 1873. Grand in-8 avec 63 figures. . . . . . . 12 fr. »

LEFORT. **Traité de chimie hydrologique** comprenant l'analyse chimique qualitative et quantitative des eaux douces et des eaux minérales. 2ᵉ édition. 1873. In-8 avec figures intercalées dans le texte. . . . . 12 fr. »

LEGOUEST. **Traité de chirurgie d'armée**, par L. Legouest, inspecteur du service de santé de l'armée. Deuxième édition, revue et augmentée. Paris, 1872. 1 vol. in-8 de 805 pages avec figures intercalées dans le texte. Prix. 14 fr. »

LITTRÉ et ROBIN. **Dictionnaire de médecine, de chirurgie, de pharmacie**, des sciences accessoires et de l'art vétérinaire. 12ᵉ édition entièrement refondue et contenant la synonymie latine, grecque, allemande, anglaise, italienne et espagnole, et le glossaire de ces diverses langues. 1872. 1 vol. gr. in-8 à 2 colonnes de 1800 pages, illustré de 531 figures intercalées dans le texte. . . . . 20 fr. »

MERCHIE. **Manuel pratique des appareils modelés**, ou nouveau système de déligation pour les fractures des membres, les luxations, les entorses et autres lésions nécessitant une immobilisation complète et instantanée, par le docteur Merchie, inspecteur général du service de santé de l'armée, membre correspondant de l'Académie impériale de médecine et de chirurgie de Saint-Pétersbourg. 1872. 1 vol. in-8 de xvi–328 pages, avec planches . . 8 fr. »

MIARD (Antony). **De l'amétropie et de la myopie.** Paris, 1873. 1 vol. in-8 de viii–460 pages. . . . . 7 fr. »

RINDFLEISCH. **Traité d'histologie pathologique**, par le docteur Edouard Rindfleisch, professeur d'anatomie pathologique à l'université de Bonn. Traduit sur la seconde édition allemande, et annoté par le docteur Frédéric Gross, professeur agrégé de la faculté de médecine de Nancy. Paris, 1873. 1 vol. gr. in-8 de 740 pages avec 260 figures intercalées dans le texte. . . . . 14 fr. »

ROBIN. **Traité du microscope**, 1871. 1 vol. in-8 de xx–1028 pages avec 317 figures et 3 planches gravées. Cart. . . . . 20 fr. »

ROBIN. **Anatomie et physiologie cellulaires.** 1873. 1 vol. in-8 de 700 pages avec 75 figures intercalées dans le texte.. . . . . 16 fr. »

ROCHARD. **Étude synthétique sur les maladies endémiques.** 1871. In-8 de 88 pages.. . . . . 2 fr. »

TRIBES. **De la complication diphthéroïde contagieuse des plaies**, de sa nature et de son traitement. 1872, in-8 de 64 pages.. . . . . 2 fr. »

TROUSSEAU. **Clinique médicale de l'Hôtel-Dieu de Paris.** *Quatrième édition* publiée par les soins de Michel Peter, professeur agrégé à la faculté de médecine. Paris, 1873. 3 vol. in-8 de chacun 800 pages avec un portrait de l'auteur. . . . . 32 fr. »

WUNDT. **Traité élémentaire de physique médicale**, traduit avec de nombreuses additions, par le docteur Ferdinand Monoyer, professeur agrégé de physique médicale à la Faculté de médecine de Strasbourg. 1 vol. in-8 de 704 pages, avec 396 figures intercalées dans le texte, y compris 1 planche en chromolithographie. . . . . 12 fr. »

Expédition franco par le retour du Courrier contre l'envoi d'un mandat sur la poste

LIBRAIRIE J.-B. BAILLIÈRE ET FILS

LEFORT. **Traité de chimie hydrologique** comprenant l'analyse chimique qualitative et quantitative des eaux douces et des eaux minérales. 2e édition. 1. In-8 avec figures intercalées dans le texte. . . . . fr.

LEGOUEST. **Traité de chirurgie d'armée**, par L. LEGOUEST, inspecteur du service de santé de l'armée. Deuxième édition, revue et augmentée. Paris, 18.. 1 vol. in-8 de 805 pages avec figures intercalées dans le texte. Prix. . 14 fr. »

LITTRÉ et ROBIN. **Dictionnaire de médecine, de chirurgie, de pharmacie,** des sciences accessoires et de l'art vétérinaire. 12e édition entièrement refondue et contenant la synonymie latine, grecque, allemande, anglaise, italienne et espagnole, et le glossaire de ces diverses langues. 1872. 1 vol. gr. in-8 à 2 colonnes de 1800 pages, illustré de 551 figures intercalées dans le texte. . . . . 20 fr. »

MERCHIE. **Manuel pratique des appareils modelés,** ou nouveau système de déligation pour les fractures des membres, les luxations, les entorses et autres lésions nécessitant une immobilisation complète et instantanée, par le docteur MERCHIE, inspecteur général du service de santé de l'armée, membre correspondant de l'Académie impériale de médecine et de chirurgie de Saint-Pétersbourg. 1872. 1 vol. in-8 de xvi–328 pages, avec planches . . 8 fr. »

MIARD (ANTONY). **De l'amétropie et de la myopie.** Paris, 1873. 1 vol. in-8 de viii–460 pages. . . . . 7 fr. »

RINDFLEISCH. **Traité d'histologie pathologique,** par le docteur Edouard RINDFLEISCH, professeur d'anatomie pathologique à l'université de Bonn. Traduit sur la seconde édition allemande, et annoté par le docteur Frédéric GROSS, professeur agrégé de la faculté de médecine de Nancy. Paris, 1873. 1 vol. gr. in-8 de 740 pages avec 260 figures intercalées dans le texte. . . . . . 14 fr. »

ROBIN. **Traité du microscope,** 1871. 1 vol. in-8 de xx–1028 pages avec 317 figures et 5 planches gravées. Cart. . . . . 20 fr. »

ROBIN. **Anatomie et physiologie cellulaires.** 1873. 1 vol. in-8 de 700 pages avec 75 figures intercalées dans le texte. . . . . 16 fr. »

ROCHARD. **Étude synthétique sur les maladies endémiques.** 1871. In-8 de 88 pages. . . . . 2 fr. »

TRIBES. **De la complication diphthéroïde contagieuse des plaies,** de sa nature et de son traitement. 1872, in-8 de 64 pages. . . . . 2 fr. »

TROUSSEAU. **Clinique médicale de l'Hôtel–Dieu de Paris.** *Quatrième édition* publiée par les soins de Michel PETER, professeur agrégé à la faculté de médecine. Paris, 1873. 3 vol. in-8 de chacun 800 pages avec un portrait de l'auteur. . . . . 52 fr. »

WUNDT. **Traité élémentaire de physique médicale,** traduit avec de nombreuses additions, par le docteur FERDINAND MONOYER, professeur agrégé de physique médicale à la Faculté de médecine de Strasbourg. 1 vol. in-8 de 704 pages, avec 506 figures intercalées dans le texte, y compris 1 planche en chromolithographie. . . . . 12 fr. »

Expédition franco par le retour du Courrier contre l'envoi d'un mandat sur la poste

PARIS. — IMP. SIMON RAÇON ET COMP., RUE D'ERFURTH, 1.

www.ingramcontent.com/pod-product-compliance
Lightning Source LLC
Chambersburg PA
CBHW062016200326
41519CB00017B/4812